ÜBER DIE

BEHANDLUNG DER EPILEPSIE

INSBESONDERE MIT OPIUM-BROM

NACH FLECHSIG.

MITGETEILT VON

DR. MED. CARL SALZBURG.

LEIPZIG,
VERLAG VON VEIT & COMP.
1894.

Vorwort.

In Nr. 7 des „Neurologischen Centralblattes“ für 1893 hat Professor Flechsig eine vorläufige Mitteilung über eine neue Behandlung der Epilepsie veröffentlicht. Durch Berufsgeschäfte verhindert, die in Aussicht gestellten weiteren Mitteilungen folgen zu lassen, hat er mir gestattet, einige seiner Erfahrungen zu veröffentlichen.

Leipzig, im Mai 1894.

Der Verfasser.

Inhalt.

Seite

I. Allgemeines und Statistik 7

II. Therapie 19

1. Zinkoxyd 19

2. Brom 22

Bromismus 35

3. Opium-Brom 40

I. Allgemeines und Statistik.

S'il est une maladie, qui par la nature de ses symptomes, le grand nombre de gens qu'elle attaque, sa résistance presque insurmontable aux moyens curatifs mérite de fixer plus particulièrement l'attention des medecins c'est sans contredit l'épilepsie.

Dies sind die Worte, mit denen MAISONNEUVE[1] sein Werk über die Epilepsie beginnt, und die auch heute noch vollständige Geltung haben.

Trotz der unendlich großen Zahl der gegen diese Krankheit angewandten „Heilmittel", trotz ihrer vielgerühmten und vielfach angepriesenen unfehlbaren Wirkung, trotz der veröffentlichten Heilungen von 10—12, 1 — 54—75 Prozent der Fälle gilt leider auch jetzt noch der Satz *„sa résistance est presque insurmontable aux moyens curatifs"*. Dieses *„presque insurmontable"*, das sich einerseits gleich wie ein Hohn auf die Arbeiten fast eines Jahrhunderts und die Forschungen der ersten Autoren ausnimmt, reizt aber auch, indem es die Möglichkeit der Heilung uns vorhält, andrerseits immer und immer wieder zu neuen Versuchen. Leider ist es aber noch Niemandem gelungen, jenes ominöse *„presque insurmontable"* durch ein Mittel zu ersetzen, das all' den tausenden von Kranken die leibliche und oft auch die geistige Gesundheit wiedergibt.

Wenn ich einen Beitrag zur medikamentösen Behandlung der Epilepsie zu geben unternehme, so wird niemand eine erschöpfende Behandlung dieses fast unbegrenzten Themas erwarten. Ich will dasselbe von vornherein noch genauer begrenzen. Zunächst gebe ich einen kurzen Überblick über die bei Behandlung der Epilepsie erzielten Erfolge, dann bespreche ich die Behandlungsweise der so-

---

[1] MAISONNEUVE, *Recherches et observations sur l'Epilepsie.* Paris 1803.

genannten idiopathischen Epilepsie mit Zinkoxyd und den Brompräparaten und gehe schließlich etwas näher auf die von Professor Paul Flechsig empfohlene neue Methode (Opium-Brom) der Epilepsiebehandlung ein.

Wie vorsichtig man bei der Stellung der Diagnose „idiopathische" Epilepsie sein muß, mag folgender Fall, den Herr Professor Heubner in seiner Klinik in Leipzig erzählte, illustrieren. Demselben wurde ein Kind mit formechten epileptischen Krampfanfällen gebracht, bei dem schon vorher auf die Diagnose „Epilepsie" die entsprechende Therapie, aber ohne Erfolg eingeleitet worden war. Die sorgfältigste Untersuchung und die genaueste Anamnese ergab nicht den geringsten Hinweis auf die Ätiologie des Falles, der auch jetzt der Brombehandlung trotzte. Schließlich kam Heubner durch einen ganz nebensächlichen Umstand — der Vater des Kindes gehörte nämlich einem Stande an, in dem Syphilis nicht gerade selten ist — der leise Verdacht an eine *Lues hereditaria tarda.* Aber auch jetzt ließ eine nochmalige Untersuchung des Kindes keine sicheren Anzeichen der Lues auffinden. Die trotzdem mit Vorsicht versuchte antisyphilitische Kur brachte Besserung, und als das Kind daraufhin einer energischen Lueskur unterworfen wurde, trat bald ein vollständiges Sistieren der Anfälle ein.

Noch sorgfältiger als bei Kindern muß man aber auf Syphilis fahnden bei einer Epilepsie, die plötzlich Erwachsene befällt, ohne daß vorher z. B. in der Dentition „Krämpfe" nachweisbar sind.

Ist einmal die Diagnose „idiopathische" Epilepsie gestellt, oder hat sich auf Grund einer lange Zeit bestehenden „symptomatischen Epilepsie" ein der idiopathischen Epilepsie ähnlicher Zustand der Reflexerregbarkeit des Hirns ausgebildet, so tritt, im letzteren Falle natürlich erst nach Beseitigung der Ursache, die antiepileptische Behandlung in ihr Recht, deren Wert wohl heute unbestritten ist. Die medikamentöse Behandlung muß selbstverständlich durch eine allgemeine Behandlung, Diät und geeignete Lebensweise, unterstützt werden. Hierzu sagt Möbius:[1] „Es gibt wenige Krankheiten, bei denen die Bedeutung seelischer Ruhe größer wäre, als bei der Epilepsie, auch die Vermeidung körperlicher Anstrengung ist über-

[1] Schmidt, Jahrbücher d. Med. 1893. Bd. 238. S. 102.

aus wichtig" und wir müssen ihm recht geben. Ganz entschieden zu weit geht er aber, wenn er fortfährt: „„„nicht wenige" Epileptiker bekommen „überhaupt keine Anfälle" mehr, wenn sie wirklich Ruhe haben. Das gehört an die Spitze der Therapie, dann erst kommt die Thätigkeit des Medizinmannes."

Professor FLECHSIG weiß sich aus seiner langjährigen Praxis nicht eines einzigen so günstigen Falles zu entsinnen.

Großen Einfluß hat die Diät, worüber MERSON [1] nähere Untersuchungen angestellt hat, und ALT [2] sagt in seiner Arbeit „Zur Behandlung der Epilepsie": es muß hier auch noch erwähnt werden, daß die Zerfallsprodukte der Eiweißkörper anscheinend krampfreizend wirken; hierauf beruht wohl auch das empirisch festgestellte vermehrte Auftreten von Krämpfen bei „reichlicher" Fleischnahrung. Den günstigen Einfluß einer gemischten oder auch vorwiegend vegetabilischen Nahrung geben wir zu, doch zu den Ansichten HEBERDEN's und CHEYNE's vermögen wir uns nicht zu bekennen und folgen lieber REYNOLDS und FÉRÉ, die ähnliche Fälle sahen, aber sie für Ausnahmen hielten. HEBERDEN [3] sagt nämlich: *Duo epileptici ab omni cibo animali abstinuerunt et sanati sunt.* CHEYNE [4] sagt, daß totale Milchdiät und vegetabilische Diät für die Heilung durchaus notwendig sei, daß das Verlassen derselben die Krankheit stets zurückbringe.

Bei der Beurteilung einzelner Fälle, die durch ein bestimmtes Mittel geheilt worden sein sollen, kann man nie vorsichtig genug sein, welchem Faktor diese günstige Wirkung zuzuschreiben ist.

Es giebt wohl keine Krankheit, bei der die Worte: *post hoc, ergo propter hoc*, öfters falsch angewandt worden sind, als gerade bei der Behandlung der Epilepsie. Oder wollen wir heute noch an die Heilungen mit Maulwurfspulver, [5] mit dem, wie HERPIN [6] erzählt,

---

[1] Centralblatt für Nervenheilk. 1878. S. 26. Ref. v. ERLENMEYER.

[2] ALT, Zur Behandl. d. Epil. Münch. med. Wochensch. 1894. Nr. 13. S. 252.

[3] HEBERDEN, *Commentarii de Morborum Historia et Curatione.* Frankf. 1804. S. 128.

[4] CHEYNE, *The English Malady.* London 1733. S. 174.

[5] *Notice sur le remède dit de Neufchâtel contre l'épilepsie.* 4. Edit. Genève 1843.

[6] HERPIN, *Du Pronostic et du traitement curatif de l'Épilepsie.* S. 597.

seine Kollegen noch um die Mitte des 19. Jahrhunderts gute Erfolge, d. h. Heilungen, erzielt haben, glauben? Wer sich über „ähnliche wirksame Mittel“, die sich sogar heute noch hoher Protektion erfreuen, unterrichten will, dem sei W. Marshall's[1] Büchlein empfohlen.

Aber bleiben wir bei unserer *Pharmacopoea*; welches Mittel derselben ist nicht gegen Epilepsie versucht, und von welchem sind keine Heilungen berichtet worden?! Keins, von keinem!

Die angeblichen Heilungen durch Mittel, deren Nichtigkeit heute allgemein anerkannt ist, lassen sich durch folgende Punkte erklären, durch

1) oberflächliche, ungenaue Beobachtung und häufige Verwechselung mit Hysterie;

2) den Einfluß von Hygiene und durch psychische Behandlung, denen allein Moreau[2] reelle Erfolge in der Epilepsie-Behandlung verdanken will.

3) den Umstand, daß vielleicht — nach Reynolds[3] — die Krankheit der Behandlung jetzt einen größeren Widerstand zu leisten vermag als früher.

4) Spontanheilungen.

Diese Spontanheilungen sind nicht selten. Beau und Maisonneuve berechnen auf 100 Fälle 4 Spontanheilungen, ihnen schließt sich Herpin an, der auch 2 Fälle dieser Art beschreibt. Mag nun der Prozentsatz zu hoch gegriffen sein, so sind sie doch sicher beobachtet worden, z. B. beschreibt auch Sponholz[4] zwei und Otto[5] einen solchen Fall.

Diese Punkte und noch einige mehr müssen aber bei Betrachtung der einzelnen Statistiken berücksichtigt werden. Zu den Spontanheilungen kommt hier noch das spontane Aussetzen der Anfälle während vieler Jahre. So erwähnt Maisonneuve einen

[1] W. Marshall, Neueröffnetes wundersames Arznei-Kästlein. Leipzig 1894.

[2] Moreau, *De l'étiologie de l'épilepsie et de son traitement.* 1854.

[3] Reynolds, Epilepsie. Ihre Symptome etc. Deutsch von H. Beigel. Erlangen 1865. S. 316.

[4] Sponholz, Aphorismen zur Epilepsie. Allg. Ztschr. f. Psych. Bd. 28. S. 522 u. ff.

[5] Otto, Über Bromkali als Mittel gegen Epilepsie. Arch. f. Psych. Bd. V. 1874. S. 24 ff.

Fall, in dem die Anfälle von selbst 18 Jahre lang wegblieben. Ebenso beschreibt ERLENMEYER[1] einen ähnlichen Fall, wo die Anfälle ohne jede Behandlung 20 Jahre lang sistierten. An diesen Fall knüpft der erwähnte Autor folgende Erörterung:

„Bei dieser Form von Epilepsie, die einzelne, aus mehreren bald auf einander folgenden Anfällen gebildete Gruppen aufweist, die durch viele Jahre von einander getrennt sind, kann die sehr berechtigte Frage auftreten, ob es sich um eine einzige, nur durch lange Zeit unterbrochene Krankheit handelt, oder ob der Patient in seinem Leben zweimal an Epilepsie erkrankt ist. Ich sehe keinen Grund, der gegen die Bejahung dieser letzteren Frage mit Erfolg ins Feld geführt werden könnte. Außerdem kennen Sie bei einer großen Zahl funktioneller Neurosen und Psychosen die Thatsache, daß ein und dieselbe Person wiederholt von derselben Krankheit befallen werden kann. . . . . Ich bin der Ansicht, meine Herren, daß Sie das ohne Bedenken thun können, ja, daß Sie es sogar thun sollten, denn Sie werden dann zu energischerem Handeln in der Therapie veranlaßt und werden bei der günstigen Prognose dieser Fälle zu günstigeren Resultaten gelangen, als wenn Sie die Hände in den Schoß legen und ein Klagelied über die Unheilbarkeit der Epilepsie anstimmen, unter Hinweis auf die übrigens unbewiesene Thatsache, daß selbst nach 20jähriger Pause die Anfälle wiederkommen können.“ . . .

Zu dieser Ansicht ERLENMEYER's hat, soweit ich wenigstens die Litteratur nachsehen konnte, kein anderer Autor Stellung genommen, ich erwähne sie aber besonders wegen ihres zweiten Teiles, der die Hoffnung auf Heilung weckt und zu energischer Therapie veranlaßt.

Treten wir nun der Statistik über die Ergebnisse der Epilepsiebehandlung näher, so finden wir die Zahl der angegebenen Heilungen in Prozenten ausgedrückt sehr verschieden. Sie schwankt zwischen 10—75 %. Für diese Verschiedenheit kommen teilweise die schon oben angeführten Punkte in Betracht, besonders aber muß noch die Beobachtungsdauer berücksichtigt werden, was sich schon aus den Beobachtungen OTTO's[2] an seinen 33 Kranken ergiebt. Er konnte

[1] ERLENMEYER, Die Prinzipien der Epilepsie-Behandlung. Wiesbaden 1886. S. 7.

[2] OTTO, a. a. O.

nämlich berechnen, daß „durch und während der Bromkaliumbehandlung“ bei

75 % die epileptischen Anfälle gänzlich verschwinden, bei
25 % dieselben an Häufigkeit und Intensität abnehmen.

Dagegen konnten (vrgl. S. 42 a. a. O.) nur 10 = 30,3 % als „genesen“ entlassen werden, da nur diejenigen als „genesen“ betrachtet wurden, bei denen mindestens 6 Monate lang kein Anfall mehr aufgetreten und auch der übrige epileptische Charakter beseitigt war. Spätere Rückfälle sind hierbei nicht berücksichtigt; Otto giebt aber (S. 39) noch an, daß „von den Entlassenen, über die später Nachricht einging, 40 % geheilt und 60 % gebessert“ blieben.

Fast gleichzeitig mit Otto hat Starck[1] seine Beobachtungen, und zwar gerade wie Otto, auch an geisteskranken Epileptikern angestellt. Er behandelte 30 Fälle und erlangte:

in 7 Fällen = 23,3 % Heilung,
„ 12 „ = 40,0 „ Verminderung der Anfälle um mindestens die Hälfte,
„ 8 „ = 26,6 „ geringen oder zweifelhaften Erfolg,
„ 3 „ = 10,0 „ keinen Erfolg.

Er selbst aber sagt hierzu: Diese außerordentlich günstigen Resultate erfahren eine wesentliche Einschränkung:

1. durch die Kürze der Versuchszeit, die nur $2^1/_2$—$4^1/_2$ Monate betrug;

2. durch den Umstand, daß bei allen Kranken mit dem Aussetzen des Bromkalium, oft schon nach Verminderung der Dosis, die epileptischen Anfälle wieder eintraten;

3. durch die schweren Nebenerscheinungen — es waren täglich Dosen von 10—14 g (!) gegeben worden —, die ihn veranlaßten, die Versuche bei den meisten einzustellen.

Mit denselben Einschränkungen muß man die meisten Statistiken resp. Angaben auffassen, so z. B. wenn wir bei Féré[2] erwähnt finden: Locock (der zuerst das Bromkalium in der Epilepsiebehandlung angewandt hat) *„sur quinze malades traités obtint quatorze succès“*.

---

[1] Starck, Beobachtung über die Wirkung des Bromkalium. Allg. Ztschr. f. Psych. 1875.

[2] Ch. Féré, *Les Épilepsies et les épileptiques.* Paris 1890. S. 552.

A. Voisin[1] berichtet, daß er bei 97 Fällen 25 % Heilungen bei Kindern und 50 % Heilungen bei Erwachsenen zu verzeichnen hat.

Legrand du Saulle hat 207 Fälle behandelt. Seine Resultate waren:

in 78 Fällen = 38 % konnte er ein Ausbleiben der Anfälle während 6 Monaten bis 4 Jahre beobachten,
„ 19 „ = 9 „ Besserung,
„ 110 „ = 53 „ keinen Erfolg.

Gowers[2] hat über das zahlreichste Material berichtet. Die Zahl seiner meist mit Brom behandelten Fälle beträgt 562;

in 241 Fällen = 42,8 % hörten die Anfälle während der Behandlung auf,
„ 266 „ = 47,3 „ wurde Besserung erreicht,
„ 55 „ = 9,8 „ wurde durch keine Art der Behandlung irgend welcher Erfolg erzielt.

Nicht so gute Resultate hatte Hughes Bennett[3], der über 300 lange Zeit und genau beobachtete Fälle verfügt:

12,1 % hatten während der ganzen Dauer der Behandlung keinen Anfall,
83,3 „ zeigten weniger und leichtere Anfälle,
2,3 „ zeigten keine Veränderung, und
2,3 „ wiesen sogar Verschlimmerung auf.

Dabei wurde Brom — Bromkalium und Bromammonium — in täglichen Mengen von 1½—4½ Drachmen = 5,6—16,87 g gegeben. Die Dauer der Behandlung betrug 1—6 Jahre und es vertrugen dabei das Brom gut, d. h. es blieben körperlich und geistig gesund:

I.	von 51 Fällen	1 Jahr	lang	behandelt:	76,4 %
II.	„ 34 „	2 „	„	„	82,3 „
III.	„ 30 „	3 „	„	„	93,3 „
IV.	„ 16 „	4 „	„	„	75,0 „
V.	„ 6 „	5 „	„	„	100,0 „
VI.	„ 4 „	6 „	„	„	100,0 „

[1] A. Voisin, *Art. Épilepsie. Dict. de méd. et chir. prat.* t. XIII. S. 640.

[2] Gowers, *The Lancet.* 1880. S. 552 citiert bei Bennecke, Inaug.-Diss. Jena 1894.

[3] H. Bennett, *An inquiry into the effets of the prolonged administration of the bromides in epilepsy.* Lancet 1884. t. I. S. 883 u. 928.

Mit den BENNETTschen Resultaten stimmen die von FERNAND[1], Paris 1881, beobachteten Ergebnisse überein. Während eines Jahres blieben von 89 Patienten

12 = 13,2 % frei oder fast frei von Anfällen,
67 = 75,0 % zeigten im ganzen Besserung,
51 = 57,2 % zeigten deutliche Besserung,
16 = 17,8 % zeigten geringere „
10 = 11,2 % besserten sich gar nicht resp. verschlechterten sich.

Dr. SPONHOLZ[2] berichtet, daß er von 73 in seiner Anstalt befindlichen „alten“ Fällen nur einen als „geheilt“, 6 als gebessert entlassen konnte. Der als geheilt Entlassene kam aber bald wegen schwerer Geisteskrankheit in die Anstalt zurück. Besser waren seine Resultate in der Privatpraxis. Die Therapie war dieselbe wie in der Anstalt: „Diät, kalte Abreibungen und besonders Verabreichung von Bromkali.“ Alle Fälle sind 3 Jahre lang sicher beobachtet. Behandelt wurden 44 Fälle mit folgendem Ergebnis:

15 Fälle = 34,0 % wurden geheilt,
6 „ = 13,6 „ „ gebessert,
12 „ = 27,2 „ „ „nicht geheilt“,
11 „ = 25,0 „ sind noch in Behandlung und muß der Erfolg abgewartet werden.

Hierbei habe ich die 18 Fälle, die SPONHOLZ „als nicht geheilt, darunter 6 gebessert“ angeführt, auseinander gezogen. Die Statistik bekommt noch größeren Wert dadurch, daß der Autor die einzelnen Fälle sondert in:

a) symptomatische Epilepsie	3	Fälle	0	Heilungen,
b) idiopathische „	27	„	8 = 29,6 %	„
c) sympathetische „	14	„	7 = 50,0 „	„

Ziehen wir b und c, wie es den heutigen Anschauungen entspricht, zusammen, so giebt dies:

41 Fälle mit 15 = 36,58 % Heilungen.

FINLEY[3] veröffentlicht seine Erfolge in der Brombehandlung

[1] FERNAND, citirt bei BENNECKE, a. a. O. S. 25.

[2] SPONHOLZ, a. a. O. S. 529.

[3] FINLEY, *Clinical observations on epileptic insanity.* Ref. im Neurol. Centralbl. 1889. S. 26, 27.

bei 29 Epileptikern, die sämtlich mehr oder minder Störungen der psychischen Funktionen zeigten:

in 11 Fällen = 37,9 % blieben die Anfälle zur Zeit der Brombehandlung aus,
„ 17 „ = 58,6 „ verminderte sich deren Zahl,
„ 1 „ = 3,4 „ trat kein Erfolg ein.

Ein gleichfalls vorzügliches Resultat erlangte auch C. AGOSTINI[1], der von 1880—1889 im Irrenhause zu Perugia 64 Epileptiker verpflegte und mit Bromkalium in täglichen Dosen von 4,0—20,0 g behandelte:

in 37 Fällen = 57,8 % sistierten die Anfälle,
„ 18 „ = 28,1 „ trat eine Verminderung der Anfälle ein, und
„ 9 „ = 14,0 „ kein Erfolg.

Auch er gibt an, daß von den 64 Patienten:

41 das Brom gut vertrugen,
10 vorübergehende, und
13 dauernde Störungen zeigten, so daß Brom ausgesetzt werden mußte.

FÉRÉ[2] mahnt *„accepter avec la plus grande réserve les prétendues guérisons“*, denn nicht selten treten Rückfälle ein. Er selbst hat das Bromkali unter anderen an 45 Epileptikern erprobt, die in seiner Anstalt untergebracht waren und für unheilbar galten — *par conséquent généralement reconnus incurables.* Dieselben wurden von 1886—1889 auf das sorgfältigste überwacht und während der letzten 3 Jahre ausschließlich und ohne Unterbrechung mit Bromkalium behandelt. Die Anfälle werden in Accès und Vertiges getrennt, zusammengezählt pro Jahr. Es ergab sich vom Beginn der Bromkur ein beständiges Abfallen der Anfälle und betrugen:

	Accès	Vertiges	Summe
1886 ohne Brom	4261	2339	6600
1887 mit „	2377	2882	5259
1888 „ „	2195	1365	3560
1889 „ „	1660	902	2562.

[1] *Contributo all' azione del bromuro di potassio nella cura dell' epilessia.* Ref. im Neurol. Centralbl. 1891. S. 727.

[2] FÉRÉ, *Les Épilepsies* etc. S. 527, 528.

Führwahr ein sehr günstiges Resultat, wenn man in Betracht zieht, daß es sich um „unheilbare" Fälle handelte. Zu beachten wäre hierbei noch das Ansteigen der Vertiges im 1. Jahre der Bromkur und dann im 2. Jahre der große Rückgang derselben von 2882 auf 1365. Hier will ich auch noch die Resultate anführen, die Reynolds und Herpin veröffentlicht haben. Diese Resultate fallen bei Reynolds zum größten Teil, bei Herpin ganz vor die Einführung des Brom in die Therapie der Epilepsie, und sind hauptsächlich mit Zinkoxyd und Valeriana erreicht.

Reynolds[1] Statistik ist aber deshalb sehr brauchbar, weil er einzelne Arten der Epilepsie unterscheidet und nur diejenigen Fälle als „geheilt" betrachtet, in denen eine vollständige Herstellung der Gesundheit stattgefunden und mindestens 4 Jahre lang angedauert hat, bei den meisten war dies sogar nahezu 8 Jahre der Fall. Reynolds behandelte 115 Patienten, die lange Zeit an Krämpfen litten, und erzielte 21 = 18,0 % Heilungen; und zwar hatten:

81 „wirkliche Epilepsie", hiervon wurden nur
8 = 10 % absolut geheilt;
23 symptomatische Epilepsie, hiervon
10 = 43,5 % geheilt,
7 = 30,4 „ gebessert,
4 = 17,38 % unbekannt,
2 = 8,69 „ erfolglos;
11 sog. sympathetische Epilepsie:
3 = 27,0 % geheilt,
5 = 45,0 „ sehr gebessert.

Und nun die „unerhört günstigen Resultate" Herpin's[2], von 48 genau beobachteten Fällen wurden:

26 Fälle = 54 % geheilt,
10 „ = 21 „ gebessert,
12 „ = 25 „ unverändert entlassen.

Auf die Herpinschen Resultate kommen wir unten noch einmal zurück. —

Diese so überaus verschiedenen Resultate beweisen, daß die Statistiken nicht auf einer einheitlichen Basis aufgebaut sein können.

[1] Russel Reynolds' Epilepsie etc. S. 316.
[2] Herpin, a. a. O. S. 487 u. 508 ff.

Soll die Statistik einen zuverlässigeren Überblick gewähren, so müssen folgende Punkte mehr berücksichtigt werden.

1. Muß man die einzelnen Arten der Epilepsie genauer von einander unterscheiden. Denn es ist auf den ersten Blick klar, daß eine Epilepsie, die z. B. durch Alkoholmißbrauch erworben ist, eine andere Therapie verlangt und auch eine andere Prognose giebt, als eine ererbte Form der Epilepsie.

Die eben erwähnte Einteilung der Epilepsie in eine „ererbte“ und eine „erworbene“ Form scheint empfehlenswerter, als die Unterscheidung einer „angeborenen“ und „erworbenen“. Letzteres läßt sich weit schwerer und unsicherer feststellen.

Auch dürfte es für den Verlauf gleichgültig sein, ob die Schädlichkeit das Kind kurz vor oder bald nach der Geburt trifft.

Bei der ererbten Form müßte ferner unterschieden werden, ob die Eltern Potatoren, syphilitisch, epileptisch oder anderweitig nerven- oder geisteskrank etc. waren.

Unter die erworbenen Formen gehörten dann: Herderkrankungen des Hirns, wie herdförmige Syphilis und cerebrale Kinderlähmung nicht syphilischen Ursprungs, ferner Schreckepilepsie, traumatische, syphilitische, alkoholische Epilepsie und andere toxische Formen.

2. Muß ein Übereinkommen geschaffen werden, wann eine Heilung angenommen werden kann. Aber gerade hierüber sind die Meinungen noch sehr auseinandergehend. Während wir oben solche verhältnismäßig zahlreich erwähnt finden, sprechen sich andere Autoren sehr zurückhaltend darüber aus, da Fälle bekannt sind, in denen die Anfälle nach langen Jahren rezidivierten. Daß eine lange Beobachtungsdauer notwendig ist, geht schon aus den Worten Esquirol's[1] hervor: *Toujours une nouvelle médication suspendait les accès pendant quinze jours, chez les unes* (Esquirol hat seine Beobachtungen auf der Frauenabteilung gemacht) *pendant un mois, deux mois chez d'autres, et même pendant trois mois. Après ce terme les accès reparaissent successivement chez toutes les femmes . . . je n'ai pu obtenir de guérison.*

Von Féré habe ich schon oben ein Urteil über *„les prétendues guérisons“* angeführt und S. 556 seines Buches sagt er von seinen „geheilten“ Fällen, *que cette guérison n'est jamais assurée.*

[1] Esquirol, *Des Maladies mentales.* Bruxelles 1838. T. I. S. 319.

Erlenmeyer[1] erklärt die angeborene Epilepsie, besonders, wenn sie mit Deformitäten des Schädels, mit abnormer Bildung des Gaumengewölbes und anderen Hemmungsbildungen verbunden auftritt, für unheilbar, während die erworbene Epilepsie heilbar sein kann.

Alt[2] unterscheidet nach Möbius eine endogene und exogene Form der Epilepsie. Von der ersteren sagt er: „Die endogene Epilepsie ist eine chronische Erkrankung in des Wortes schlimmster Bedeutung, wohl lassen sich die Symptome bekämpfen, aber die Widerstandsfähigkeit bleibt. . . . Bei der endogenen Epilepsie wird man im günstigsten Falle eine symptomatische Heilung erzielen, während die exogene unter Umständen vollständig heilbar ist. Die Therapie der letzteren muß aber immer eine kausale sein, denn nur *cessante causa cessat effectus.*“

Seguin[3] erklärt, daß er „Pessimist in Bezug auf die Heilbarkeit der idiopathischen Epilepsie“ sei, und daß er aus seiner langjährigen Praxis noch keinen Fall als „geheilt“ veröffentlicht habe, trotzdem er Fälle beobachtete, in denen seit 3—11 Jahren keinerlei Anfälle eingetreten seien, denn er habe Rückfälle gesehen in Fällen, die 2—11 Jahre absolut frei von irgend welchen Krankheitserscheinungen waren. Doch ist er der Meinung, daß eine jahrelang fortgesetzte Brombehandlung eine ausnehmend kleine Zahl von Fällen heilen kann. Er gibt auch an, daß nach seiner Ansicht in medizinischen Fällen ein Zeitraum von wenigstens 5 Jahren notwendig vergehen müsse, ehe man von Heilung berichten dürfe.

3. Muß man bei den geheilten Fällen noch genau angeben, ob und wie lange die Geheilten auch außerhalb der Anstalt frei von jeglichem Anfall geblieben sind. Denn es ist doch klar, daß in einer gut geleiteten Anstalt, wo die Kranken sich unter den günstigsten Verhältnissen befinden, vor Nahrungssorgen und anderen schädlichen Einflüssen des Lebens geschützt sind, bedeutend bessere Bedingungen vorliegen, als wenn sich die geheilten Patienten den

[1] Erlenmeyer, a. a. O. S. 8.

[2] Alt, Zur Behandlung der Epilepsie. Münchn. med. Wochenschr. 1894. S. 251.

[3] Seguin, Vorlesungen über Behandlung von Neurosen. Deutsch von Wallach. 1892. S. 8.

Mühen und Anstrengungen wieder aussetzen müssen, die das heutige Leben so reichlich von ihnen verlangt.

Dazu kommt noch die Unregelmäßigkeit im Bromgebrauch und häufig der Mißbrauch geistiger Getränke. Sind doch gerade in Bezug auf den letzten Punkt Fälle beschrieben worden, daß Kranke, die in der Anstalt lange Zeit frei von Anfällen waren, nach ihrer Entlassung schnell Rückfälle bekamen, da sie Alkohol, zuweilen nur in geringen Mengen, zu sich genommen hatten.

4. Muß zur besseren Beurteilung des Wertes der einzelnen Mittel angegeben werden:

I. Schnelligkeit der Wirkung

A. Mittel, welche die Anfälle plötzlich beseitigen, wie

a. Operationen

b. Medikamente. Brom in großen Dosen (Otto), Brom nach Opium.

B. Mittel, die allmählich wirken

a. Operationen mit medicamentöser Nachbehandlung.

b. Medikamente: Zinkoxyd, Brom in kleinen Dosen.

II. Muß die Wirkung der einzelnen Mittel auf die Psyche besonders angegeben werden.

III. Muß das Verhalten der Mittel gegen *haut* und *petit mal* getrennt beobachtet werden.

Zur Ausarbeitung einer derartigen Statistik aber gehört ein größeres Material, als es mir zur Verfügung steht, und vor allem eigene, jahrelang auf diese Punkte gerichtete Beobachtung und Erfahrung, Anforderungen, denen ich nicht zu genügen vermag.

II. Therapie.

1. Zinkoxyd.

Zu den wenigen Mitteln, die sich einen dauernden Platz in der Therapie der Epilepsie behauptet haben, gehört das Zinkoxyd. Dasselbe wurde schon lange Jahre vor Herpin, durch den es seinen hervorragenden Platz unter den Antepilepticis bekam, angewandt.

GAUBIUS [1] erkannte es als den wirksamen Bestandteil eines Geheimmittels und führte es in den ärztlichen Arzneischatz ein, aus dem es seitdem nicht mehr gewichen ist. Bereits 1817 sagt PETERS [2] über Flores Zinci: *In recenti et leviore malo aliquando prosunt, sed in inveterata epilepsia parum valent.*

Doch unter der Menge der damals gegen Epilepsie gebräuchlichen Mittel und bei der viel verbreiteten Ansicht, daß diese Krankheit unheilbar sei, kam Zinkoxyd nicht recht zur Geltung, bis HERPIN seine großartigen mit diesem Mittel erzielten Erfolge veröffentlichte.

Mögen nun auch die Hoffnungen, die HERPIN geweckt hatte, sich nicht oder nur zum Teil erfüllt haben, so gebührt HERPIN doch das Verdienst, den Glauben an die Heilbarkeit der Krankheit neubelebt und die Ärzte, die damals u. a. auch mit Maulwurfspulver und ähnlichen Mittelchen ihre Patienten behandelten, auf eine den wissenschaftlichen Prinzipien mehr entsprechende Bahn zurückgeführt zu haben.

Wie erwähnt, bestreiten viele, die das HERPIN'sche Verfahren versucht haben, den Wert des Mittels ganz oder fast ganz, wie DELASIAUVE und RADCLIFFE. [3] Letzterer schließt sich dem Urteile FRASERS [4] an, der schon vor HERPIN Zinkoxyd angewandt, aber kein günstiges Resultat erzielen konnte.

HUFELAND dagegen und ODIER haben bessere Erfolge zu verzeichnen, und HUFELAND setzt Zinkoxyd geradezu an die Spitze der sogenannten Spezifica gegen Epilepsie. ODIER zieht ihm nur die Radix Valerianae vor. Es muß hierbei bemerkt werden, daß damals Brom noch nicht gegen Epilepsie gebraucht wurde.

Auch NOTHNAGEL [5] will das Zinkoxyd nicht aus der Therapie der Epilepsie verbannen, sondern es verdiene in Fällen, die auf

---

[1] HERPIN, a. a. O. S. 609. *Le secret d'un charlatan.*

[2] J. H. PETERS, *Dissertatio medica inaug. de Epilepsia et Eklampsia.* Lugd. 1817.

[3] CH. RADCLIFFE, *Epilepsy and other Disorders of the Nervous System* etc. London 1854.

[4] FRASER, *On Epilepsie and the Use of the Viscus Quercinus.* London 1806.

[5] NOTHNAGEL, Art. Epilepsie. Handbuch d. sp. Pathol. u. Ther. v. ZIEMSSEN. 1877. Bd. 12, 2. S. 292.

Brom nicht reagieren — und dies sind nach BENNET und EULENBURG ca. 5% aller Fälle — angewandt zu werden. Er findet in Übereinstimmung mit HERPIN, das Mittel bei Kranken unter 20 Jahren wirksamer als bei älteren. Über die Erfolge HERPINS im Gegensatz zu den Mißerfolgen anderer urteilt NOTHNAGEL: .... „es wäre .... entschieden unrichtig, deshalb HERPIN's Erfolge ganz bestreiten zu wollen, nachdem neuerdings VOISIN durch Nachforschungen die Dauerhaftigkeit der Heilung bei verschiedenen der einst von HERPIN behandelten Kranken festgestellt hat."

Mit Recht werden wir wohl eine teilweise Erklärung der Mißerfolge derer, die die HERPIN'sche Methode anwendeten, in den Worten NOTHNAGEL's finden dürfen: der Arzt, welcher jeden ihm vorkommenden Epileptiker ohne Unterschied mit einem gerade herrschenden Modemittel: mit Höllenstein oder Bromkali, mit Zinkoxyd oder Baldrian, mit Gymnastik oder Kaltwasserkuren behandelt, wird noch weniger Erfolge erzielen, als überhaupt erreichbar sind.

In neuerer Zeit wird das Zink meist in der Verbindung mit Baldrian angewandt, so empfahl z. B. auch Professor HEUBNER Zincum valerian. für die Fälle, auf die Brom keinen Einfluss ausübt; ebenso sah Professor FLECHSIG bei Schreckepilepsie gute Wirkung von diesem Mittel.

Weil nun kein Forscher so grosse Erfahrungen mit Zinkoxyd gesammelt hat, wie HERPIN, so will ich hier dessen Vorschriften für die Behandlung anführen. Zinkoxyd wird in Pulvern mit Zucker, oder in Pillen mit Extr. valerian. gegeben. Wörtlich sagt HERPIN[1] weiter:

Qu'il constitue un remède parfaitement innocent, qui peut être donné jusqu'à 6 grammes par jour sans autre inconvénient que des malaises passagers et qui peut être continué impunément pendant un temps en quelque sorte illimité.

Que ses effets physiologiques se bornent toujours à une action légère sur le tube digestif, consistant le plus souvent chez les adultes en nausées, qui peuvent aller jusqu'au vomissement, chez les enfants en un peu de diarrhée.

Qu'on le fait facilement tolérer sans malaises en débutant chez les

[1] HERPIN, a. a. O. S. 565 ff.

adultes par la dose journalière de 0,30 à 0,40 en trois ou quatre prises, et par 0,05 à 0,15 chez les enfants, puis en augmentant chaque semaine la dose journalière de 0,15 à 0,20 chez les premiers, de 0,05 à 0,15 chez les seconds. Que la forme pilulaire est quelquefois un moyen de faire mieux supporter.

Enfin, que les malaises sont plus rares quand le remède est pris une heure après les repas, que quand il est pris avant; et que la première dose du matin est toujours celle, qui incommode le plus.

Ueber die Dauer der Behandlung sagt derselbe Autor S. 574 und 575:

Dans la première année de la vie et dans les cas favorables, il faut atteindre la quantité totale de 5 grammes d'oxyde de zinc, avant d'y renoncer pour recourir à un autre remède.

Depuis l'âge de 2 ans, dans les cas favorables, il faut administrer 45 grammes d'oxyde de zinc avant d'y renoncer; dans les cas à pronostic peu favorable il faut aller jusqu'à 125 grammes.

Die Behandlung muß selbst bei einjährigen Kindern und in günstigen Fällen 6 Wochen fortgesetzt werden, in älteren und ungünstigeren Fällen bedeutend länger.

Hat man die Anfälle unterdrückt, so kommt die sehr wichtige Nachbehandlung noch in Betracht, da wohl keine Krankheit so zu Rückfällen und oft zu sehr schweren Rückfällen neigt, wie gerade die Epilepsie.

Ainsi, chez un malade dont les accès ont cédé à une cure d'oxyde de zinc, il faut pour consolider la guérison et prevenir les rechutes, donner encore, le plus rapidement possible et sans interruption, une quantité du remède, qui depasse celle, qui avait été administrée au moment de la suppression des accès.

2. Brom.

Eine neue Epoche in der Behandlung der Epilepsie brach mit der Anwendung der Brompräparate gegen diese Krankheit an.

Ch. Locock gebührt die Ehre, das Bromkalium als Antepileptikum zuerst 1851 angewandt und die Arzte besonders und nachdrücklich auf dasselbe hingewiesen zu haben. Er empfiehlt das Bromkalium besonders für die Fälle, in denen die Anfälle durch

Erkrankungen des Uterus und seiner Adnexa bedingt zu sein scheinen.

Von dieser Zeit an folgten zahlreiche Mitteilungen, die über Besserungen und Heilungen zu berichten wussten. So teilte M'Donnell in der Wien. med. Wochenschrift 1864 S. 745 seine günstigen Erfolge mit, und fast gleichzeitig mit ihm hat besonders A. Voisin [1] durch seine Schriften zur raschen Einbürgerung des Mittels beigetragen.

Eulenburg und Guttmann haben dann die Wirkungen des Bromkalium auf den Organismus untersucht und ihre Resultate in Virchow's Archiv Bd. 41 S. 91 niedergelegt.

Albertoni [2] versuchte es ebenfalls experimentell, erklärt es für unser „zuverlässigstes Antiepileptikum“ und faßt seine Ergebnisse folgendermaßen zusammen:

„Der fortgesetzte Gebrauch von Bromkalium setzt bei Hunden in hohem Maße die Erregbarkeit des Großhirns herab. Denn die elektrischen Reize, welche sich bei ihnen im normalen Zustande wirksam erwiesen, leisten nach dem Gebrauch von Bromkali gar nichts mehr oder bringen dann nur viel geringere Wirkung hervor.

Auch eine einzige große Dose Bromkalium kann die Erregbarkeit des Großhirns abstumpfen.

Nach fortgesetzter Darreichung von Bromkali gelingt es bei Hunden nicht mehr durch elektrische Erregung der Großhirnrinde einen epileptischen Anfall hervorzurufen, auch wenn noch viel stärkere Ströme angewendet werden, als diejenigen, die sich im normalen Zustande wirksam erwiesen.“

Nach Wildermuth [3] besteht die Wirkung des Bromkali auf den Organismus in: Steigerung des Eiweißzerfalles, Vermehrung der Harnabsonderung, „Herabminderung des Stoffwechsels im Nervensystem“[4],

---

[1] A. Voisin, *Recherches cliniques sur le bromure de potassium et son emploi dans le traitement de l'epilepsie.* Bull. de thérap. 1866. t. LXXI. 15. u. 30. Aug. Ann. méd.-psych. 4. série. t. X. S. 105. 1867.

[2] Albertoni. Genua 1882. Untersuchung über die Wirkung einiger Arzneimittel auf die Erregbarkeit des Großhirns etc. Arch. f. exper. Path. u. Pharm. XV. S. 287.

[3] Wildermuth, Über die Behandlung von Epileptischen in Anstalten. Ztschr. f. d. Behandl. Schwachsinniger u. Ep. 1885. S. 51.

[4] Schulze (Breslau), Ztschr. f. Biologie. 1883. S. 301.

Verminderung der Reflexerregbarkeit und Herabsetzung der Erregbarkeit der Großhirnrinde.

Auf diesen experimentellen Ergebnissen und den schon oben erwähnten günstigen Resultaten beruht es, dass das Brom in seinen verschiedenen Präparaten das heute am meisten angewandte Antepileptikum ist. Es dürfte heute nur wenige Epileptiker geben, bei denen eine Bromkur noch nicht versucht worden ist. Da aber die Erfolge und die üblen Nebenerscheinungen noch viel zu wünschen übrig lassen, hat man versucht durch die verschiedensten Bromverbindungen resp. Kombinationen der einzelnen Präparate eine Besserung hierin zu erzielen. Jedoch konnten sich nur das Bromkalium, Bromnatrium und Bromammonium einen dauernden Platz behaupten. Über den Wert der anderen Bromverbindungen spricht Féré[1] wie folgt:

Bromure de camphre, d'arsenic, de calcium, de zinc, de nikel, d'or s' administrent comme précedents — bromure de potassium, de sodium, d'ammonium, de lithium — et sont quelquois efficaces, mais on peut moins compter sur leur action.

Viel angewandt wird auch das sog. Erlenmeyersche Bromwasser, das hauptsächlich 10 g Bromalkalien (Kal. brom 4,0 — Natr. br. 4,0 — Amm. br. 2,0) in 750 g kohlensäurehaltigem Wasser enthält.

Neuerdings wird von Sandow ein neues Brompräparat empfohlen, das brausende Bromsalz (Alkali bromatum effervescens), das wegen seiner bequemen und billigen Anwendungsweise große Beachtung verdient. Eulenburg[2] macht darüber folgende Mitteilungen: es enthält 50% Bromalkalien und wird in Gläsern verabreicht, deren jedem ein die volle Dosis bezeichnendes Messgläschen beigegeben ist. Dieses entspricht einem Gehalt von 3 g Bromalkalien und zwar in dem Verhältnis der drei Bromide 2 : 2 : 1. Das Glas, 15 volle Dosen enthaltend, kostet 1 ℳ 50 ₰.

Darüber, daß das Brom der spezifisch wirkende Teil der Verbindung ist, ist man wohl jetzt einig; dagegen schreiben einzelne Autoren den anderen Komponenten der Verbindung — speziell dem Kalium — einen Teil der unangenehmen Nebenwirkung zu. Z. B.

[1] Féré, a. a. O. S. 553.

[2] Über den jetzigen Stand der Epilepsie-Behandlung. Therap. Monatsh. 1892. S. 575.

urteilt in diesem Punkte ERLENMEYER[1] wie folgt: Es läßt sich unter den bekannten Bromverbindungen in ihrer Einwirkung auf die Epilepsie keine Differenz konstatieren. Des Preises wegen ist Bromkalium zu empfehlen, welches in der nötigen Verdünnung angewandt, dem Organismus in grossen Dosen einverleibt werden kann.

Doch SEGUIN[2] sagt:

Ich gab mich früher dem Irrtum hin, daß in der antepileptischen Wirkung der verschiedenen Bromsalze grosse Unterschiede beständen, und daß durch Verbindung derselben grosse Vorteile erlangt werden könnten. Nach meiner auf vielfachen Versuchen beruhenden Erfahrung ist es am besten, ein einziges Brompräparat zu benutzen, und es einfach in Wasser gelöst zu reichen.

Bromnatrium erschien mir weniger reizend für den Verdauungskanal und es ist bei richtiger Verdünnung beinahe geschmacklos. Bei dem Bromkalium haben wir neben der Bromwirkung noch die deprimierende Wirkung des Kaliumsalzes auf das Herz.

Hierzu bemerkt WALLACH[3], daß wenn irgend eine chemische Differenz besteht, diese dem Bromnatrium günstig ist, indem ein Molekül desselben 78% Brom enthalte, während Bromkalium nur 53% Brom habe.

BÖHM dagegen hat nicht die schädliche Wirkung des Kalisalzes beobachtet und spricht sich darüber folgendermaßen aus[4]: Die Cirkulationsorgane erleiden beim Bromismus keine besonderen charakteristischen Störungen, zuweilen beobachtet man Palpitationen, machmal auch Schwäche und Unregelmäßigkeit des Pulses oder beträchtliche Verlangsamung desselben. Die Erscheinungen des Bromismus aber, wie sie nach Bromkalium-Gebrauch beim Menschen auftreten, müssen wir entschieden als spezifische Bromwirkung auffassen, wenn sich die neuerdings von STARCK[5] mitgeteilte Beobach-

[1] ERLENMEYER, Bericht über die Heilanstalt für Nervenkranke zu Bendorf a. Rh. 1877. Ref. in SCHMIDT Jahrb. d. Med. 1878. Bd. 180. S. 210.

[2] SEGUIN, a. a. O. S. 10 u. ff.

[3] SEGUIN, S. 10 u. ff.

[4] BÖHM, Intoxikationen. S. 27. (ZIEMSSEN, Hb. der spez. Path. u. Ther. Bd. XV.)

[5] STARCK, Beobachtungen über die Wirkung des Bromkalium bei geisteskranken Epileptischen. Allg. Ztschr. f. Psych. 1874. S, 72.

tung bestätigt, daß beim Menschen auch nach länger fortgesetzter Anwendung von Bromnatrium die spezifischen Symptome der Brom-Intoxication (nervöse Störungen, Exantheme) zum Vorschein kommen. In demselben Sinne spricht sich neuerdings auch EULENBURG [1] aus. Er tritt der Ansicht entgegen, dass der Kalium-Komponent „direkten Schaden bringe“, daß die bei grösseren Bromkaliumdosen beobachtete Herzschwäche „einzig als Kaliumwirkung“ aufzufassen sei und erklärt, daß er „einen gerade entgegengesetzen Standpunkt“ einnehme. Auch FLECHSIG meint, daß das Kalium in der Bromverbindung nicht schädlich wirke.

Derselben Meinung scheinen die meisten Autoren zu sein, denn gerade Bromkalium wird von LOCOCK, VOISIN, HASSE, FÉRÉ, OTTO etc. empfohlen.

NOTHNAGEL [2] urteilt nun über Bromkali — gleichsam den Repräsentanten der Brompräparate —: Bromkali sei kein unfehlbares, souveränes Antepileptikum, aber es leiste sicher mehr als alle anderen Mittel. Auch unterscheide es sich vorteilhaft vom Zinkoxyd dadurch, daß Ätiologie, Dauer der Krankheit (bis zu einer mäßigen Grenze), Frequenz, Form, absolute Zahl der schon dagewesenen Anfälle keinen Einfluß auf die etwaige Wirkung des Bromkalium auszuüben scheinen.

HAMMOND [3] schließt sich eng an das Urteil NOTHNAGEL's an und nennt das Bromkalium, das er meistens anwendet; *„non un spécifique, mais un palliatif puissant, capable de procurer un notable soulagement . . .“*

Welches Bromsalz man auch immer wählen mag, folgende Regeln müssen beim Gebrauch eines jeden berücksichtigt werden: Sämtliche Bromsalze müssen stark verdünnt (c. 1 : 10) genommen werden, um nicht unangenehme Erscheinungen von seiten des Verdauungstraktus mit ziemlicher Sicherheit zu bekommen. Zur Verdünnung kann Wasser genommen werden. SEGUIN empfiehlt ein leicht alkalisches Wasser, das die Resorption erleichtert, und ALT, bei wohlhabenden Patienten das Medikament in einem Säuerling

---

[1] EULENBURG, a. a. O. S. 575.

[2] NOTHNAGEL, a. a. O. S. 295.

[3] HAMMOND's Werk lag mir nur in der französischen Übersetzung von LABADIE-LAGRAVE vor: *Traité des maladies du système nerveux.* Paris 1890. S. 821.

nehmen zu lassen. Für kleine Kinder wird sich nach SEGUIN Milch am besten zur Verdünnung empfehlen.

Ein zweiter bedeutend wichtigerer Punkt ist die Größe der täglichen Dosen.

Mit Recht erklärt es SEGUIN für eine grosse Nachlässigkeit, wenn der Arzt einen Fall nur einmal sieht und nun ohne weiteres sein Bromrezept für längere Zeit verschreibt. Was den Wert einer „brieflichen“ Behandlung, ohne daß man den Patienten zu sehen bekommt, betrifft, darüber noch zu reden, ist wohl unnötig.

SEGUIN und NOTHNAGEL, die auf eine langjährige Praxis zurückblicken, verlangen eine genaue Untersuchung jedes einzelnen Falles und dann ein sorgfältiges oft wochenlanges Ausprobieren des Mittels, wie viel dazu gehört, um einerseits die Anfälle zu unterdrücken und andererseits einen gefährlichen Bromismus zu verhüten.

Während nach GOWERS[1] meist 4—6 g Bromsalze pro die genügen, um die Krampfanfälle zu unterdrücken und nur wenige Kranke mehr als 6 g pro die längere Zeit hindurch gut ertragen können, sagt ALT: Die Tagesdosis kann schwanken zwischen 2—15 g; sie muss in jedem einzelnen Falle einzeln ausprobiert werden. Man sucht einen derartigen Grad von Bromvergiftung zu erzielen, daß eben die Reflexerregbarkeit des Gaumens und Schlundes verschwindet. Gegen diesen schon von VOISIN gegebenen Rat wendet sich EULENBURG[2], da man einerseits nicht immer so weit zu gehen brauche, andererseits der Reflex z. B. bei Hysterischen fehlen kann. Auch scheine ihm Bromnatrium keine Anästhesierung des Pharynx zu bewirken. SEGUIN, von dem wir oben erwähnt haben, daß er gerade Bromnatrium bevorzugt, gibt aber auch als Merkmal einer „leichten“ Bromvergiftung den Verlust der Reflexerregbarkeit des Gaumens und Schlundes an, und sagt: Diesen Effekt sollten wir bei allen Epileptischen zu erreichen suchen!

Die Grösse der Tagesdosis ist, wie bereits erwähnt, sehr verschieden und ganz von individuellen Verhältnissen abhängig. Daher läßt sich auch keine allgemeine Norm für dieselbe aufstellen. So berichtet z. B. SEGUIN einen Fall, in dem bei einer erwachsenen

[1] GOWERS, Handbuch der Nervenkrankheiten. Deutsch von GRUBE. 1892, Bd. III. S. 166.

[2] EULENBURG, a. a. O. S. 577.

Frau, die täglich nur 1,8 g Bromnatrium genommen hatte, nach 1 bis 2 Wochen Zeichen unliebsamer Bromvergiftung auftraten.

JOHNSON[1] hat ähnliche Fälle beschrieben und vor kurzem wurden in der FLECHSIG'schen Poliklinik bei einem jungen Mädchen, das erst wenige Tage Brom in mittleren Dosen genommen hatte exquisite Erscheinungen von Bromismus beobachtet.

Im Gegensatz hierzu werden bisweilen ungeheure Dosen gut vertragen, was durch die in England häufig gebrauchte Methode bewiesen wird. Die Engländer nämlich pflegen nur alle 2 bis 3 Tage eine maximale Dosis von 10 bis 25 g Brom während der Mahlzeit zu geben. FÉRÉ, bei dem ich diese Angaben gefunden habe, führt sogar folgende Thatsache an (S. 557): *Puche avait vu depuis longtemps que 40 grammes de bromere peuvent être ingérées en une journée sans accidents.* FÉRÉ selbst hat auch diese Methode versucht, da er aber dabei häufiger Bromismus auftreten sah, ging er wieder davon ab, läßt aber die Frage unentschieden, ob diese Methode besser oder schlechter sei.

Bei ERLENMEYER[2] finden wir erwähnt, daß die Bromverbindungen einen ganz entschiedenen Einfluß auf die Epilepsie haben, wenn sie in „hinreichender Dosis" gegeben werden.

OTTO[3] hingegen drückt sich bestimmter aus und sagt: „Dosen unter 6 g sind bei Erwachsenen unwirksam". Allerdings sah er bei seinen großen Dosen, daß unter 33 Fällen 14mal vom Tage der Medikation kein Anfall mehr auftrat. Auch GOWERS giebt an, die Wirkung des Brom sei zuweilen eine direkte, indem die Anfälle nach der ersten Darreichung aufhörten, häufiger aber sei der Einfluß ein allmählicher.

HEBERLE[4] sah bei Dosen, von 6 bis 8 g beginnend und bis zu 16 g pro die rasch steigend, „überraschende Erfolge". Doch STARCK[5], der auf die Mittheilung HEBERLE's hin mit dem Bromkalium

[1] HUSEMANN im Jahresbericht von VIRCHOW und HIRSCH. 1868. cit. bei BÖHM a. a. O.

[2] ERLENMEYER, Bericht über Heilanstalten etc. S. 210.

[3] OTTO, a. a. O.

[4] HEBERLE, Behandlung Epileptischer mit Bromkalium in großen Dosen. Ref. in d. allg. Ztschr. f. Psych. 1874. Bd. XXX. S. 470.

[5] STARCK, Beobachtung über die Wirkung des Bromkalium. Allg. Ztschr. f. Psych. Bd. XXXI.

Versuche anstellte und mit 5 g beginnend rasch bis zu 10 g pro die bei Frauen, bis zu 12 bis 14 g bei Männern stieg, wurde durch die schweren Nebenwirkungen gezwungen, die Versuche bei den meisten einzustellen, trotzdem er anfänglich gute Erfolge erzielt hatte.

Charcot beginnt mit 4 g pro die, steigt dann wöchentlich um 1 g bis zu 7 g pro die und geht dann ebenso herab. Hammond spricht in seinem erwähnten Werke Dosen unter 5 g jede Wirkung ab und gibt tägliche Dosen von 6 bis 12 g. Gowers hingegen sagt: Die besten Resultate erhält man, wenn man nicht mehr als 4 g pro die giebt. Ähnlich sprechen sich fast alle neueren Forscher, wie Féré, Wildermuth, Legrand du Saulle, dahin aus, daß mittlere Dosen zwischen 4 bis 8 g pro die die beste Prognose geben und am besten vertragen werden. Übereinstimmend äußern sich auch die meisten, daß:

1) epileptische Kinder verhältnismäßig sehr große Dosen Brom gut vertragen, z. B Kinder von 2 bis 6 Jahren Dosen von $2^1/_2$ bis $3^1/_2$ täglich.

2) diejenigen Fälle, bei denen die Anfälle nur durch Dosen von mehr als 10 bis 12 g Bromkalium zu unterdrücken sind, eine sehr schlechte Prognose geben, und daß man solche große Mengen Brom nicht längere Zeit geben kann, ohne daß Vergiftungserscheinungen eintreten.

Eine spezielle Vorschrift für die Anwendung des Broms bei Epilepsie giebt Bertelsmann[1]: Er empfiehlt eine $10\,^0/_0$(!) Lösung von Bromkalium und verordnet davon in der ersten Woche 3 Eßlöffel täglich, morgens, mittags, abends, jedesmal etwa eine halbe Stunde vor (!) der Mahlzeit. Jede Woche wird die Tagesdose um 1 Eßlöffel erhöht, die Dosen sollen gleichmäßig über den Tag verteilt genommen werden, nie aber unmittelbar vor oder nach dem Essen. Über 8 Eßlöffel auf den Tag sollen aber nicht gegeben werden und mit diesen darf man nicht zu lange fortfahren, wenn man merkt, daß es die Kranken einschläfert oder geistig abstumpft. Tritt ein solcher Zustand, wie es bei manchen möglich ist, schon bei 7 oder 6 Löffeln ein, so ist auch dann mit dem Quantum zurückzugehen.

---

[1] Bertelsmann, Ärztlicher Bericht über die rheinisch-westfälische Anstalt zu Bielefeld. 1878.

Bleiben die Anfälle aber z. B. bei 3 Löffeln täglich bereits aus, so wird in den ferneren Wochen nicht gestiegen, sondern man bleibt bei 3 Eßlöffeln stehen. Erst bei dem Wiedereintritt, bei Anzeichen oder Vorboten eines Anfalls steigt man um einen Löffel tagsüber, bis man dasjenige Quantum gefunden hat, bei dem die Anfälle aufhören. Zeigen sich etwa 3 Monate lang keine Anfälle, so geht man wieder mit der Zahl etwas herunter, wie gestiegen worden ist. Der Vorsicht halber bleibt man bei 3 Eßlöffeln noch 2 bis 3 Monate stehen.

Das Verfahren SEGUIN's ist folgendes; er verschreibt:

Rp. Natr. bromat 45,0
Aquae 200,0
Mds. Nach Vorschrift.

Diese Vorschrift besteht darin, dass er täglich die empirisch für den einzelnen Fall als wirksam gefundene Anzahl Theelöffel dieses Mischung, von der ein Theelöffel c. 1 g Bromnatrium enthält, nehmen läßt. Wie oben angegeben, läßt er die Mischung vor dem Gebrauch noch weiter verdünnen.

Das Verfahren von BERTELSMANN muß, um heutigen Anschauungen zu genügen, in 2 Punkten geändert werden:

1) Darf Bromkalium nicht vor der Mahlzeit genommen werden. Aus den Versuchen nämlich von ALBERTONI[1] geht hervor, daß das Bromkalium, wie auch bereits KROSZ[2] hervorgehoben hat, besser vertragen wird, wenn man es zugleich mit den Speisen einnehmen läßt, und daß es erst recht verfehlt ist, es bei nüchternem Magen zu verabfolgen. FÉRÉ empfiehlt das Mittel am besten *au commencement des repas* zu geben. Und EULENBURG sagt hierzu: Die neuere Praxis empfiehlt mit Recht die Darreichung nicht vor, sondern bald (etwa 20 bis 30 Minuten) nach den Mahlzeiten. Gastrische Störungen wie sie durch Verabfolgung bei leerem Magen leicht entstehen, werden auf diese Weise sicher vermieden.

2) Ist es für den Patienten besonders außerhalb einer Anstalt bei dem jahrelangen Gebrauch des Mittels äußerst unangenehm und oft auch störend, wenn er womöglich alle 2 Stunden das Medikament

[1] ALBERTONI, a. a. O. S. 251.

[2] KROSZ, Über die physiologische Wirkung des Bromkalium. Arch. f. exper. Path. u. Pharm. Bd. VI. S. 1—48.

einnehmen soll. Es wird dies daher oft zu einem unregelmäßigen Gebrauch des Mittels führen! Deshalb wird die Tagesdose am besten auf 2 oder 3 Portionen verteilt genommen.

Hier mögen auch noch einige Ratschläge SEGUIN's Platz finden. Wenn man bemerkt hat, daß die Anfälle zu einer bestimmten Zeit eintreten, so soll man den größten Teil der Tagesdose einige Stunden vorher einnehmen lassen. Auch ist es empfehlenswert, die Patienten anzuweisen, „eine Extradosis" zu nehmen, wenn sie sich Gelegenheiten aussetzen müssen, die erfahrungsgemäß häufig Anfälle veranlassen, wie z. B. Theater, Gesellschaften, Reisen etc. Selbstverständlich sind derartige schädliche Einflüsse zu vermeiden! Aber leider —!

SEGUIN kam mit Hilfe dieser Extradosen für bestimmte Fälle, bisweilen mit kleinen täglichen Dosen gut aus.

Der nächste beinahe noch wichtigere Punkt, auf den wir nun zu sprechen kommen, betrifft die Dauer der Brombehandlung. Es gilt vom Brom noch mehr als vom Zinkoxyd die Behauptung, daß die Nachbehandlung ohne Unterbrechung lange Zeit fortgesetzt werden muß, ehe man an einen gesicherten Erfolg denken kann. Und es ist äußerst wichtig, wie wir sehen werden, die Patienten gleich bei Beginn der Kur darauf aufmerksam zu machen, da sie sich sonst sehr leicht nach dem Fortbleiben der Anfälle der Nachbehandlung entziehen!

HAMMOND[1] drückt sich in Bezug auf die lange Zeit der Brombehandlung genauer aus: *Je ne cesse jamais son emploi avant deux années et quelquefois même je le continue encore plus longtemps.* An einer anderen Stelle sagt er: ... *le bromure de potassium doit être administré avec une persévérance inébranlable. M. le professeur G. Sée a vu des malades chez qui l'administration de ce medicament poursuivie pendant des années était parvenue à enrayer les accès, tomber dans de nouvelles attaques après avoir négligée de prendre du bromure pendant un ou deux jours!*

STARCK[2] sagt selbst, daß alle seine während $2^1/_2$—$4^1/_2$ Monaten mit Brom behandelten und „geheilten" Fälle $^1/_4$—48 Tage nach

[1] a. a. O. S. 806 u. 820.

[2] SRARCK, a. a. O.

Aussetzen oder Verminderung der Dosis Rückfälle bekommen. Ähnliches sah OTTO, wie schon oben bei den Statistiken erwähnt worden ist.

Gleiche Erfahrungen scheint auch A. VOISIN[1] gemacht zu haben, denn er geht soweit, daß er die Anwendung des Broms während des ganzen Lebens fordert:

Le bromure doit rester presque un aliment pour l'épileptique qu'il a guéri. Wird dies nicht befolgt, so treten schwere Rückfälle ein.

FÉRÉ sah sogar den Fall eintreten, daß sich unter dem Einfluß derselben Dosis Brom während langer Zeit erst eine Besserung zeigte, dann aber eine Verschlimmerung — *recrudescence* — eintrat, die jedoch bald wieder schwand. Auch er warnt schließlich ausdrücklich, nicht zu zeitig das Brom auszusetzen, da oft gehäufte Anfälle und selbst *status epilepticus* diese Nachlässigkeit oder Leichtfertigkeit strafen — *compromettre la guérison, mettre en danger la vie du malade.* — Selbst bei Kranken, die früher an seltenen und leichten Anfällen gelitten hatten und durch Anwendung von Brom scheinbar geheilt worden waren, traten bei zu früher Aussetzung des Broms, schwerere Anfälle ein als früher.

Dasselbe hatte schon vor ihm STARCK[2] beschrieben. Dieser warnt noch mehr vor einem plötzlichen Fortlassen des Bromkali. Denn er sah nach dem plötzlichen Aussetzen desselben schwere epileptische Anfälle mit tötlichem Ausgang sich entwickeln. Deshalb ist in jedem Falle, wenn eine Unterbrechung der Kur angezeigt erscheint, das vorsichtige Sinken mit der Dosis ein dringendes Gebot. Ganz besonders gilt dies für Epileptiker mit habituell sehr gehäuften Anfällen und für solche, bei welchen während der Anwendung des Bromkalium keine schweren nervösen Intoxikationserscheinungen eintreten, da nur bei solchen ein plötzlicher tötlicher Ausgang von STARCK beobachtet wurde, während alle Kranken mit entwickelter Intoxikation das sofortige Aussetzen ohne erheblichen Nachteil vertrugen.

BERTELSMANN stellt die Vorschrift auf: man soll die Dosis, die die Anfälle unterdrückte, 3 Monate lang geben und, wenn sich keine

---

[1] VOISIN, *Dict. de méd. et chir. prat.* t. XIII. S. 640.

[2] STARCK, a. a. O. S. 386 u. 387.

Anfälle mehr zeigen, langsam mit der Dosis heruntergehen und der Vorsicht halber noch 2—3 Monate lang bei 3 Eßlöffeln pro die stehen bleiben, dann ebenso lange 2 Eßlöffel täglich geben, bis man die Arznei ganz aussetzt. In vielen Fällen, fährt er fort, muß Bromkali dauernd genommen werden.

Nach Féré kann man erst 1—2 Jahre, nach Gowers erst 2 Jahre nach dem letzten Anfall versuchen, allmählich das Brom fortzulassen.

Eulenburg sagt, die Brompräparate müssen unter allen Umständen Jahre hindurch genommen werden, mindestens noch 2, besser 3 Jahre nach dem Auftreten der letzten Anfälle und dürfen während der ganzen Kur nicht einen Tag ausgesetzt werden; ebenso wird die einmal ermittelte Tagesdosis immer beibehalten (was auch Seguin empfiehlt). Nach dieser angegebenen Zeit kann man die Dosis herabsetzen oder besser, man giebt einige Zeit zwar die volle Tagesdosis, aber nur nach jedem zweiten, später jeden dritten oder vierten Tag, oder läßt endlich abwechselnd eine Woche das Mittel gebrauchen und ebenso lange damit pausieren.

Bei Starck finde ich auch eine Beschreibung betr. das Heilverfahren des Dr. O. Killisch, Spezialarztes für Epilepsie in Berlin, die Niemeyer seinen Studenten gab; das Mittel bestand in einer gefärbten Bromkaliumlösung. In der Vorschrift über die Anwendung heißt es schon damals: Je länger die Nachkur, desto sicherer die Wirkung! Vollständige Heilung ist erwiesen durch Ausbleiben jedes Anfalles in 5 Jahren!

Diese Ansicht scheint Seguin zu teilen, wenigstens verlangt auch er, daß man erst im vierten Jahre nach dem letzten Anfall „vorsichtig und allmählich“ mit der Dosis herabgehen und dieselbe erst im 5. Jahre vollständig weglassen soll. Während dieser Zeit dürfte selbst bei Erkrankungen die Bromdosis nur vermindert, aber niemals ganz weggelassen werden, außer auf direkten Rat eines geschickten Arztes.

Aber leider wird die Brombehandlung oft abgebrochen ohne oder selbst gegen den Willen des Arztes aus Furcht, daß durch dieselbe Schwachsinn und Geistesstörung erzeugt werden. Diese Furcht ist vollständig unbegründet, denn

1. wußte man schon vor der Anwendung des Broms, daß

Schwachsinn und Geistesstörung häufig die Folge oder den endlichen Ausgang der Epilepsie bildeten;

2. sind in der Litteratur Fälle niedergelegt, in denen Geistesstörungen bei Epileptikern günstig beeinflußt worden sind, z. B. bei Otto. Nach dessen Angaben wie auch nach Prof. Flechsig's Erfolgen hat es fast den Anschein, als ob die alten geistesgestörten Epileptiker besser auf Brom reagierten als andere. Von den 33 Kranken Otto's nämlich litten 15 an Melancholie und Manie. „Bei 14 sind diese Störungen, soweit sie paroxysmeller Natur waren, vollständig beseitigt worden, nur bei einem haben sich bleibende Wahnideen ausgebildet.

Der Blödsinn endlich, der bei 25 jener Kranken vorhanden war, und zwar bei 11 derselben hochgradig, wurde durchweg gebessert. . . . Endlich veränderte sich auch im übrigen das interparoxysmelle Verhalten dieser Kranken. Der Eigensinn, das Mißtrauen, die Reizbarkeit insbesondere verloren sich teils ganz, teils verminderten sie sich ganz erheblich.“

Sponholz dagegen konnte von seinen 73 „alten“ Fällen nur einen als „geheilt“, 6 als gebessert entlassen. Desgleichen sagt Starck, der auch geisteskranke Epileptiker behandelte: „Eine Besserung der psychischen Schwächezustände war bei keinem meiner Patienten zu bemerken.“ Beide sprechen aber auch nicht von einer dauernden Verschlechterung.

Gowers und Seguin sprechen sich dahin aus, daß eine verständig geleitete Brombehandlung sicher keinen Schwachsinn bei Epileptikern erzeugt und dessen Entwickelung nicht beschleunigt.

Féré hingegen schließt sich in seinem Urteile mehr dem Otto's an und sagt: *Les bromures agissent sur toutes les formes de l'épilepsie, aussi bien sur les formes psychiques. . . . Je crois avec Legrand du Saulle que le bromure a une action salutaire sur le caractère des épileptiques.*[1]

Ferner macht Féré darauf aufmerksam, daß eine vorübergehende Aufregung beim Beginn der Bromkur nichts zu bedeuten habe, und Agostini[2] setzte sogar, wenn Ataxie(!), Sprachstörungen,

[1] Simon, *De l'épilepsie, medications diverses; action du bromure de potassium chez les épilept. aliénés.* 1880 cit. bei Féré.

[2] Agostini, Ref. im Neurol. Centralbl. 1891. S. 727.

Tremor und Verwirrtheit auftraten, das Brom nicht aus und sah trotzdem die Anfälle schwinden. Letzterer ist mit ADRIANI und GOWERS geneigt, diese nervösen Störungen als Äquivalente der ausgebliebenen Anfälle zu betrachten, eine Ansicht, die schon lange vorher STARCK vertreten hat.

Aufmerksamkeit verdient aber folgende weitere Mitteilung AGOSTINI's, der auch hierdurch die schon früher von STARCK gemachten und in dessen bereits öfters zitierter Arbeit niedergelegten Beobachtungen bestätigt: „Während 12—14 g meist genügten, die Krampfanfälle zu unterdrücken, traten dann nicht selten heftige Agitationen mit Verwirrtheit und gefährlichen Halluzinationen auf. Die Agitation wich häufig, wenn die Bromdosis auf 20 g erhöht wurde, wogegen die Halluzinationen sehr hartnäckig waren. Diese Anfälle waren oft so schwer, daß man lieber darauf verzichtete, die konvulsiven Anfälle zu unterdrücken.“ Zu denselben Resultaten war STARCK gekommen und riet dringend ab, solche Fälle weiter mit Brom zu behandeln.

BERGER[1] hat ebenfalls 2 solcher Fälle gesehen, auch FÉRÉ erwähnt sie. BENETT berechnet diese Fälle von Epilepsie, die durch Brom verschlimmert werden, auf 2,3 $^0/_0$; EULENBURG schließt sich BENNETT an. VOISIN[2] dagegen erklärt diese tobsuchtähnlichen Anfälle und Delirien für eine Art des **Bromismus**.

Die durch Bromkalium beim Menschen hervorgerufene Intoxikationsform, der Bromismus, ist von BÖHM[3] ausführlich beschrieben worden; es würde zu weit führen, auf alles dort Angeführte hier näher eingehen zu wollen, ich will vielmehr nur auf einige Punkte näher eingehen, die fast bei jeder Bromkur eintreten und die — nach EULENBURG — keineswegs eine Unterbrechung, nicht einmal notwendig eine zeitweilige Herabsetzung der Dosis verlangen, wie Akne, gastrische Störungen, selbst leichte Adynamie u. s. w.

Dagegen muß Brom sofort ganz ausgesetzt werden, wenn die Symptome der schweren Vergiftung, die besonders leicht bei palpaplen Hirnleiden entsteht, eintreten, was neuerdings von SEGUIN

[1] BERGER, EULENBURGS Realencyklopädie. Art. Epilepsie.

[2] VOISIN, siehe BÖHM a. a. O.

[3] BÖHM, a. a. O. S. 22.

und durch einen von BINSWANGER beobachteten und von BENNECKE[1] mitgeteilten Fall wiederum bestätigt wird. SEGUIN faßt diese Symptome ungefähr folgendermaßen zusammen: Schläfrigkeit am Tage, Schwäche, schwankender Gang, stumpfer, teilnahmsloser Gesichtsausdruck, teilweise Aphasie, teilweiser Schwachsinn, Steigerung des Patellar-Reflexes, schwache Herzthätigkeit, verminderte arterielle Spannung, Widerwillen gegen Nahrung. In vorgeschrittenen Fällen beobachtet man Halluzinationen und Delirien thätlicher Art — vergl. das kurz vor Bromismus Gesagte — vermehrte Erschwerung der Sprache und einen typhusähnlichen Zustand. Der Tod kann die Folge sein.

Dieser ganze Zustand wird treffend von mehreren Autoren mit den späteren Stadien der Paralyse der Irren verglichen.

Nach den Untersuchungen STARCK's beginnen durchschnittlich die Intoxikationserscheinungen 2 bis 3 Wochen nach Beginn der Kur. Die schwereren Formen des Bromismus sah er fast ausschließlich bei solchen Epileptikern auftreten, bei denen die Krankheit schon seit langen Jahren bestand und mit vorgeschrittenem Verfall verknüpft war. Die Menge des verbrauchten Broms schwankt bei Männern zwischen 100 bis 140, bei Frauen zwischen 40 bis 100 g. Doch sind Fälle bekannt und auch oben erwähnt, wo die Erscheinungen weit früher auftraten.

BÖHM teilt die Symptome des Bromismus ein in:

1. Störungen in der Sphäre des Centralnervensystems;
2. Verdauungs- und Ernährungs-Anomalieen;
3. Hautaffektionen.

In der zeitlichen Aufeinanderfolge der Erscheinungen herrscht kein bestimmtes Gesetz. Meistens gehen aber die Nervenstörungen dem Auftreten des Exanthems voraus.

Eines der auffallendsten und am meisten charakteristischen Symptome des Bromismus besteht in der eigentümlichen Veränderung des Gaumens und Rachens, wobei die Sensibilität der betreffenden Schleimhautpartieen erhalten bleibt. Die „plumpsten Eingriffe" vermögen dann nicht mehr, die sonst so lebhaften reflektorischen Kontraktionen des Schlundes hervorzurufen.

[1] BENNECKE, Epilepsie-Behandlung. Jena 1894.

Häufig entwickelt sich auch ein sehr übler, spezifischer Geruch aus dem Munde, manchmal einhergehend mit intensiver Rötung des Zahnfleisches und gräulichem Zungenbelag, manchmal wird die Schleimhaut anämisch. Die Sekretion des Speichels ist zuweilen vermehrt, häufiger ist die Mundhöhle trocken und die Nase durch verhärtetes Sekret verstopft. Wildermuth sah diese Erscheinungen ganz akut bei Beginn der Kur mit leichtem Fieber auftreten: „Die Zunge zeigte einen ganz enormen dicken, schimmelig-weißen Belag, ausgesprochene Beschwerden seitens des Magens waren nicht vorhanden.“

Hammond empfiehlt gegen die unangenehme Salivation und den üblen Geruch aus dem Munde: *Tannin associé à la jusquiame.*

Nach den Beobachtungen von Féré (S. 555) und Wildermuth scheint auch das Kariöswerden der Zähne in manchen Fällen durch den Gebrauch von Bromkali begünstigt zu werden. Féré rät deshalb öfters den Mund sorgfältig zu reinigen, besonders nach jedem Einnehmen des Broms.

Lokale Beschwerden von seiten des Magens lassen sich, wie bereits oben erwähnt, meistens vermeiden, wenn man das Mittel stark verdünnt giebt. Dagegen treten häufiger die übrigen Zeichen eines chronischen Katarrhs auf. Bei mangelndem Appetit und zuweilen unter hartnäckigen Diarrhöen nimmt das Körpergewicht beträchtlich ab. Öfters ist der Stuhl dagegen angehalten.

Daß man organische Herzkrankheiten entsprechend behandeln muß, ist ohne weiteres klar, aber auch „ein schwaches Herz mit träger Zirkulation setzt, nach Legien, meist die Widerstandskraft gegen Brommittel herab“. In solchen Fällen sei Digitalis anzuwenden, die überhaupt bei den Engländern in der Therapie der Epilepsie eine große Rolle spielt.

Besonders charakteristisch sind die beim Bromismus vorkommenden Hautaffektionen, nach Wildermuth beruhend auf der Ausscheidung von Brom durch die drüsigen Organe der Haut. Sie setzen meist in den ersten 15 Tagen bis 4 Wochen der Bomkur ein, dauern in der Regel ungefähr eine Woche und verschwinden dann unabhängig davon, ob die Bromkur fortgesetzt oder unterbrochen wird. Sie treten nach den übereinstimmenden Angaben der Autoren in ca. 60% aller Bromkuren auf, bei Männern etwas häufiger und ungefähr 2 bis 3 Wochen später als bei Frauen. Da sie bald unabhängig von den nervösen Symptomen, bald im Anschluß an dieselben entstehen, so darf man sie nach LEGIEN niemals als Maßstab für die Dosierung des Brom gelten lassen. Ihr Erscheinen hängt nach demselben Forscher von einer ungesunden Beschaffenheit der Haut mit starker Entwickelung der Talgdrüsen und mangelnder Ausscheidung des Broms auf anderen Wegen ab.

FÉRÉ sah bei mittleren Dosen Akne eintreten, die — nach ihrer Beseitigung — bei großen Dosen nicht wiederkehrte.

Eine vorzügliche Beschreibung der Hautaffektionen von A. VOISIN[1] finde ich bei BÖHM (S. 34) citiert:

„A. VOISIN unterscheidet 4 Arten von Brom-Exanthemen. Die am häufigsten beobachtete Art ist eine zwischen Akne simplex und Akne indurata in der Mitte stehende Form und tritt meist nach längerem Gebrauch kleiner Tagesdosen von 3,0—4,0 g im Gesicht (Stirn, Nase und Nasenflügel) und auf der Brust und den Schultern auf. Die Eruption beginnt mit sehr lästigem Jucken (nach anderen Autoren ist die Akne weder schmerzhaft, noch mit Jucken verbunden und verläuft fieberlos. D. V.) und bildet mehrere Tage bis einen Monat persistierende Knoten, deren Anzahl mit steigender Dosis des Bromkalium zuweilen bis zur Entstellung des Gesichtes wächst. — Mit keiner bisher bekannten Form von Hautaffektionen ist die zweithäufigste Form des Brom-Exanthems zu vergleichen, welche rosa- oder kirschrote größere Plaques mit gezackten und erhabenen Rändern bildet und mit besonderer Vorliebe an den Waden sich zeigt. Auf den Plaques bilden sich akneförmige Pusteln, welche sich zu kleinen 3—4 mm hohen Tumoren mit sehr harter Basis gruppieren. Im Centrum derselben erfolgt allmählich Vereiterung und Bildung einer nabelförmigen Vertiefung. Während die Affektion im übrigen ziemlich schmerzhaft ist, besteht im nabelförmig deprimierten Centrum der Pusteln absolute Unempfindlichkeit auch gegen sehr starke mechanische Reize. Mit der Zeit erfolgt Borkenbildung. Die Affektion ist sehr hartnäckig, kann monatelang dauern und ging mehrmals in atonische Fußgeschwüre mit stinkendem Sekret über. Lymph-

---

[1] VOISIN, *De l'emploi du bromure de potassium. Memoire couronné par l'Académie.* Paris 1875.

drüsenschwellungen fehlen. Zur Heilung ist Aussetzung des Mittels hinreichend. — Die außer diesen beiden Formen beobachteten Hautaffektionen waren eine Art von Erythema nodosum (zuweilen mit Haut-Oedem verbunden) an Rumpf und Extremitäten ohne Fieber und nässende Ekzeme."

Gegen die Akne wird von den meisten Autoren wie Féré, Wildermuth, Hammond die gleichzeitige Verordnung von Arsen empfohlen. Daneben leisten warme Vollbäder mit Massage der Haut und sonstige diaphoretische Prozeduren gute Dienste.

In letzter Zeit hat Féré [1] zur wirksamen Behämpfung der Nebenwirkung des Broms (Akne) die Desinfektion des Darmes empfohlen. Er erreicht dieselbe durch Naphtol (4 g pro die) oder salizylsaures Wismuth (2 g pro die). Beide Mittel können angeblich lange Zeit ohne Schaden genommen werden (!).

Es sei noch erwähnt, daß Agostini empfiehlt, bei großen Bromgaben auf die Urinmenge zu achten, da das Brom zum größten Teil durch den Urin ausgeschieden wird. Er sah nämlich bei einem mit großen Mengen Brom behandelten Hunde Anurie eintreten! Dies wäre ein Grund mehr, das Mittel stark verdünnt zu geben! Allerdings steht hiermit die Angabe Wildermuth's, die oben erwähnt ist, im Widerspruch, daß Brom die Harnabsonderung vermehre.

Nochmals sei hervorgehoben, daß bei den Symptomen schwererer Bromvergiftung sofort und vollständig Brom ausgesetzt werden muß, da schon Todesfälle unter asphyktischen Erscheinungen, wahrscheinlich (Böhm) durch Herzlähmung oder Paralyse der Nervencentren beobachtet worden sind.

Da es keine spezifischen Antidota gegen den Bromismus giebt, so kann man nötigenfalls nur diuretische und diaphoretische Mittel in Verbindung mit kräftiger Diät anwenden. In der Regel aber genügt es, die weitere Zufuhr des Mittels sofort zu unterlassen.

Leider sind nun die Fälle nicht allzu selten, in denen Brom nicht vertragen oder nicht hilft; „daher — sagt Levinstein-Schlegel [2],

[1] Féré, *Nouv. Iconogr. de la Salpêtrière III.* Ref. in der Berl. klin. Wochenschr. 1892. Nr. 11. S. 292.

[2] Levinstein-Schlegel, Pathologie und Therapie der psychischen Krankheiten. Berlin 1892. S. 556.

nach dem das Brom in den Fällen kontraindiziert ist, in denen die Anfälle selten sind — hilft Brom nach einigen Wochen nicht, so setzt man es aus". GOWERS spricht sich über diesen Punkt folgendermaßen aus: „Spürt man nach 6 g pro Tag keinen Erfolg — und diese Fälle betragen nach seiner Statistik ungefähr 10 % — so nützen auch größere Dosen meistens nichts mehr, und man kombiniert dann besser das Brom mit anderen Mitteln oder wendet überhaupt andere Medikamente an."

Eine derartige Kombination ist die von Prof. FLECHSIG zuerst systematisch angewandte und empfohlene Opium-Brombehandlung, die sich vorläufig gut zu bewähren scheint. Sie soll durchaus nicht die einfache Brombehandlung nach allen Richtungen hin übertreffen und ersetzen, sondern nur in Fällen Anwendung finden, welche auf Brom allein nicht befriedigend reagieren oder davon schädlich beeinflußt werden, ergiebt aber gerade hier beachtenswerte Erfolge.

3. Opium-Brom.

Die Anwendung des Opium in der Behandlung der Epilepsie ist nicht neu, neu aber ist die Methode, in der es FLECHSIG auf Grund seiner allerdings erst seit wenigen Jahren erzielten, aber viel versprechenden Erfolge empfiehlt.

Über den Gedanken, der der Anwendung der Narkotika gegen Epilepsie zu grunde liegt, drückt sich HASSE[1] folgendermaßen aus:

„Bei der Behandlung durch die Narkotika verfolgte man den Gedanken: eine beruhigende Wirkung teils auf das gesamte Nervensystem, teils auf die Teile, von denen ein Reflexreiz ausginge, auszuüben. Die Wirkung dieser Mittel ist aber eine komplizierte, indem sie zwar die Sensibilität peripherisch abstumpfen und die Perzeption beschränken, aber zugleich zum Teil nicht unbedeutenden Hirnreiz hervorbringen. Aus diesem Grunde sind die meisten Narkotica von jeher nur wenig in Anwendung gekommen, und wurden nur einzelne derselben gerühmt, diese aber dringend empfohlen."

Zu den letzteren gehört unstreitig das Opium mit seinem

[1] HASSE, VIRCHOWS Hdbch. d. Path. u. Ther. B. IV. 1869. S. 299.

Alkaloide Morphium, denn wir finden es schon bei folgenden Autoren in bezug auf die Epilepsie erwähnt:

Zunächst lobt es MORGAGNI[1] und empfiehlt es besonders bei nächtlichen Paroxysmen.

Dagegen schreibt ESQUIROL[2] über Opium: *Le musc.... serait nuisible dans l'épilepsie plétorique.*

Il en est de même de l'opium, dont l'emploi exige beaucoup de prudence, quoiqu'il ait réussi dans l'épilepsie essentielle causée par des affections morales, dans l'épilepsie sympathique de douleurs locales très violentes, dans l'épilepsie nocturne.

FÉRÉ[3] hinwiederum faßt sein Urteil in folgenden Worten zusammen: *Quant à l'opium et à ses dérivés, ils peuvent calmer pour un moment les accès; mais ils ne peuvent avoir une influence heureuse sur la marche de la maladie, bien qu'ils aient été employés sous différentes formes par Aëtius, Avicenne-Sennert, Rivière, Morgagni, Sydenham etc.*

Günstiger urteilen im allgemeinen die Engländer über den Wert des Opiums bei der Epilepsiebehandlung. So behauptet z. B. FRASER,[4] daß es den Paroxysmus vollständig zu verhindern oder seine Heftigkeit zu verringern vermag, und daß 20—40 Tropfen Laudanum getrost und mit größtem Nutzen verabreicht werden dürfen.

Ferner erwähnt Dr. SIEVEKING[5] einen Fall, in welchem eine Dosis Morphium eine äußerst heftige Reihe von Anfällen unterdrückt hat.

Skeptischer drückt sich REYNOLDS[6] aus: Es ist nicht zweifelhaft, daß dem Opium die Eigenschaft zukommt, — welche viele Droguen besitzen — die Anfälle eine zeitlang fern zu halten; aber darüber sind die Beweise mangelhaft, daß es einen permanenten Nutzen gewährt.

GOWERS[7] endlich sagt: Der Gebrauch von Opium bei Epilepsie

---

[1] MORGAGNI, *De sedibus et causis morborum.* COOKE's Ausg. Vol. I. lib. IX. 7. S. 109.

[2] ESQUIROL, a. a. O. Bd. I. S. 161.

[3] FÉRÉ, S. 540. [4] FRASER, *On Epilepsy* etc. S. 17.

[5] SIEVEKING, *On Epilepsy and epileptiform Seizoures.* S. 196.

[6] REYNOLDS, a. a. O. S. 322.

[7] GOWERS Auff. i. Lancet 1880. S. 552 cit. bei BENNECKE, a. a. O. S. 3.

ist lange von Dr. Radcliffe anempfohlen worden, und in einigen Fällen ist es gewiß wirksam. — Ich habe selten gefunden, daß die Kombination von Brom mit Morphium besondere Vorteile gewährte. Bei dem Status epilepticus, bei dem Anfälle in großer Häufigkeit und Stärke auftreten, bei dem Brom, selbst in großen Dosen nutzlos war, fand ich kleine subkutane Dosen von Morphium sehr nützlich.

Während Gowers beide Mittel kombiniert, d. h. gleichzeitig anzuwenden scheint, legt Flechsig Wert darauf, daß Opium — nicht Morphium — zuerst allein genommen wird.

Bei deutschen Autoren finde ich folgende Stellen, die sich auf das Opium beziehen:

Bei Hasse heiſst es: Das Opium sollte bei Epilepsie, die durch psychische Aufregung und durch groſsen physischen Schmerz entstanden war, ferner wo schwierige Dentition die Anfälle bedingt hatte, von großem Nutzen sei. Morgagni empfahl es bei nächtlichen Paroxysmen, und ich habe ebenfalls in solchen Fällen entschiedenen Nutzen davon gesehen, wenn die Kranken nicht plethorisch waren und vorher reichlich abgeführt wurden. Man giebt es in mäßigen Dosen einige Zeit vor dem Schlafengehen.

Anders lautet das Urteil Nothnagel's[1]: Speziell vom Opium wird es allgemein anerkannt, daß es nichts zur Heilung der Epilepsie beiträgt, höchstens gelegentlich nach allgemeiner Indikation zur Bekämpfung einzelner Erscheinungen symptomatisch verwendet werden kann.

Vollständig verwirft Sponholz[2] die Narcotica mit folgenden Worten: In betreff der Narcotica, insonders der Opium-Alkaloide und des Coniin fand ich van der Kolk's Warnung, der zwar anfangs Verminderung der Anfälle, bald nachher verstärkte Rückkehr sah, durchaus bestätigt und enthalte ich mich gänzlich ihrer Anwendung.

Ferner ist bei Otto ein Fall erwähnt (Fall 27, Glönkler), der mit Opium u. a. m. ohne jeglichen Erfolg behandelt worden ist.

Und endlich beschreibt Dr. Kirn[3] in Illenau einen interessanten Fall von „Epilepsie mit schwerer Seelenstörung“ und erwähnt hier-

[1] Nothnagel, a. a. O. S. 292.
[2] Sponholz, Aphorismen etc. S. 564.
[3] Kirn-Illenau, Allg. Ztschr. f. Psych. Bd. 26. S. 156.

bei, daß zunächst in der Anstalt in Illenau (Behandlung mit Argent. nitr. und Opium in steigender Dosis) eine kurze Zeit lang Besserung eintrat.

Doch ist hierbei nicht ersichtlich, ob Opium speziell gegen die epileptischen Anfälle oder der „schweren Seelenstörung wegen" gegeben worden ist.

Nach der Flechsigschen Publikation erschien die schon erwähnte Arbeit von Alt (1894), in der es heißt:

„Auch Opium pflegt per Klysma bei Kindern recht gut zu wirken."

Wie aus den angeführten Stellen hervorgeht, sprechen die meisten Autoren dem Opium jeden günstigen andauernden Einfluß auf die Epilepsie ab. Das Mittel wurde infolgedessen fast gar nicht mehr gegen diese Krankheit angewandt. Dagegen hatte das Opium einen guten Ruf in der Behandlung von Psychosen erlangt, und gerade die hierbei erlangten günstigen Resultate waren es, die Flechsig veranlaßten, dieses Mittel auch gegen die epileptischen Psychosen zu versuchen. Auch den zweiten Punkt — die plötzliche Entziehung des Mittels — hat Flechsig aus seinen Beobachtungen abgeleitet; er hatte nämlich bei chronischen Krankheiten, besonders Paranoia, öfters einen guten Erfolg gesehen, wenn das längere Zeit in Dosen bis 1 g gebrauchte Mittel plötzlich ausgesetzt und große Dosen Brom dafür eingesetzt wurden. Der dritte Teil der Methode, das schnelle Einsetzen von großen Dosen Brom nach der Opiumentziehung, ist also „rein zufälligen Beobachtungen entsprungen".

Durch die mit dieser neuen Methode erreichten günstigen Resultate, auf die wir gleich zu sprechen kommen, veranlaßt, veröffentlichte Flechsig diese „neue Behandlungsmethode der Epilepsie" im Neurologischen Centralblatt vom 1. April 1893 S. 229 wie folgt:

„Die Methode besteht in einer Verbindung der längst in der Psychiatrie geübten konsequenten Opiumbehandlung mit der Bromtherapie, dergestalt, daß zunächst ausschließlich das Opium, später ausschließlich das Brom in Anwendung kommt. Bei der Opiumbehandlung wird mit kleinen Dosen Pulv. bezw. Extract. opii (2 bis 3mal 0,05 pro die) begonnen und allmählich gestiegen auf 1,0 pro die, ja noch höher in Dosen von 0,25—0,35. Nach ca. 6 Wochen wird das Opium plötzlich entzogen und dafür Brom sofort in großen Dosen (ca. 7,5 pro die) eingesetzt. Nachdem diese großen Bromdosen längere Zeit (ca. 2 Monate) gebraucht worden sind, wird allmählich herabgegangen bis auf 2 g pro die (die völlige Entziehung haben wir vorläufig noch unterlassen). Die plötzliche Entziehung des Opium unter Einsetzung des Brom scheint mir das Wesentlichste zu sein. Das Ausfallen der Krampfanfälle tritt in der Regel erst mit dem Einsetzen des Brom ein; während der Opiumbehandlung (besonders, wie es scheint, wenn Brom schon vorher gegeben wurde) wurde zwar ab und zu auch schon ein plötzliches Sistieren der Anfälle beobachtet, in manchen Fällen trat aber diese Wirkung gar nicht hervor, bezw. wurde die Häufigkeit nur wenig vermindert. Das Opium scheint also nur präparatorisch zu wirken, eventuell die Bromwirkung zu erleichtern, bezw. intensiver zu machen.

Wenn ich die bisherigen, relativ nicht zahlreichen Beobachtungen für belangreich halte, so geschieht dies im Hinblick auf zwei Thatsachen. Erstlich ist es gelungen, bei zwei Kranken, welche Jahrzehnte lang trotz aller therapeutischen Versuche regelmäßig zahlreiche Anfälle dargeboten hatten, die letzteren bei der neuen Behandlung plötzlich wie mit einem Schlage zu beseitigen, und dann wurden in anderen Fällen, wo die Opiumbehandlung aus irgend welchen äußeren Gründen nur kurze Zeit angewandt werden konnte, zwar deutliche, aber nur vorübergehende Erfolge erzielt. Ohne jeden Erfolg blieb die Behandlung in keinem Falle!"

FLECHSIG[1] giebt eine Schilderung des folgenden Falles, über den ich kurz berichten will.

I.

Die 32jährige Schneiderin Marie H. leidet seit ihrem 14. Jahre — jetzt also bereits das 19. Jahr — an echten epileptischen Krämpfen (mit totaler Bewußtlosigkeit, Lippenbissen, Kieferluxationen, Verbrennungen). Als Ursache muß „Schreck" während der Pubertät angesehen werden. Zur Zeit der Menstruation häufen sich die Anfälle, welche nach Aussage der Verwandten nie längere Zeit sistierten. 1884 war sie in der psychiatrischen und Nervenklinik zu Leipzig mit größeren Dosen Brom (7,5 g Bromnatrium) ohne besonderen Erfolg behandelt worden. Am 7. Juli 1891 trat sie wieder in die Anstalt ein. Patientin ist körperlich vollständig gesund, Herd-

[1] FLECHSIG, Neurol. Centralbl. 1893. S. 230.

symptome einer Hirnerkrankung, periphere Narben lassen sich nicht nachweisen. Dagegen besteht ein hochgradiger dauernder Schwachsinn, daneben vorübergehend Erregungszustände, Größenwahn, Dämmerzustände, Halluzinationen.

Die Behandlung mit Brom (5 g) und nachher mit MEGLINschen Pillen (Rp. Extr. Valer.-Extr. Hyoscyami — Zinc. oxyd. pur. āā 2,5. M. f. pil. Nro. 50. Ds. 3mal täglich [6mal täglich] 1 Pille) ist vollständig erfolglos. Es treten monatlich 3—17 Anfälle auf, nur im Mai 1892 wird „ein" Anfall beobachtet, dagegen vom 1.—24. Juli 8 Anfälle.

Am 24. Juni beginnt die Opiumbehandlung, 3mal täglich 0,1 Op. pur. Nachdem am 25. Juni noch ein Anfall beobachtet worden, ist sodann ein Nachlassen der Anfälle unverkennbar. Am 2. Juli beträgt die Tagesdosis 1,0 Opium und wird bis zum 1. August gegeben. Am nächsten Tage wird Opium vollständig weggelassen und $^3/_4$ Flaschen Bromwasser (= 7,5 g Bromsalze) gegeben. Am 1. August, also am letzten Tage der Opiumbehandlung, treten rasch hintereinander fünf Anfälle von eigenartiger Somnolenz und Verworrenheit ein, bezüglich deren es fraglich bleiben muß, ob sie dem Opium oder der Epilepsie zuzuschreiben sind. Ist letzteres der Fall, so sind die letzten epileptischen Anfälle (psychische Äquivalente) auf den Tag vor dem Einsetzen des Broms zu verlegen.

Seit der Brombehandlung ist die Patientin vollständig anfallsfrei. Sie nimmt seit November $^1/_2$ Flasche, seit Januar $^1/_4$ Flasche Bromwasser. Am 17. März 1893 wird die H., nachdem sich auch ihr geistiger Zustand gebessert, nach Hause entlassen mit der Ermahnung, Brom 2,5 g weiter zu nehmen. Sie war während der Behandlung weniger reizbar und besonnener geworden und die Wahnideen hatten sich verloren.

Das Abnehmen der Anfälle schon während der Opiumbehandlung führt FLECHSIG auf das vorher gegebene Brom zurück.

Eingezogenen Erkundigungen zufolge ist auch bis heute — Ende April 1894 — kein Anfall wieder eingetreten, und auch das psychische Verhalten ist das gleich gute geblieben.

II.

Sehr ähnlich und ebenso eklatant ist folgender, auch von FLECHSIG beobachteter Fall.

Die 36jährige Näherin Johanna D. hatte sich bis zu ihrem 14. Jahre normal entwickelt. Vom 14.—16. Jahre hat sie gedient. Während dieser Zeit wurde sie bleichsüchtig und bekam Krämpfe, die bis zu 4 Wochen aussetzten und sich besonders zur Zeit der Menstruation häuften. Von ihrem 16. Jahre an war die D. beständig bei ihrer Mutter und wurden hier die Krämpfe mit großer Regelmäßigkeit beobachtet, trotzdem die Kranke regelmäßig Bromkali in kleineren Dosen, während des Menses sogar in größeren Mengen nahm. Seit 1884 war die Patientin bereits fünf mal wegen ihrer Krankheit, zu der sich zeitweilig epileptisches Irrsein zugesellte, in die psychiatrische und Nervenklinik zu Leipzig gebracht worden. Daselbst wurde die Patientin wiederholt genau untersucht und beobachtet; sie war körperlich — bis auf einige geringe Stigmata hereditatis am Ohr — normal entwickelt und es lag eine typische, idiopathische Epilepsie (Zungenbisse etc.) vor, die mit der Menstruation, bei der sich die Anfälle immer häuften, im Zusammenhang stehen mußte. Wiederholt war die Patientin in der Anstalt mit großen Dosen Brom (täglich 7,5—10,0 g Bromnatr.) behandelt worden. Bei dieser Behandlung hatte sich immer nur eine vorübergehende Besserung gezeigt. MEGLINsche Pillen, die auch versucht worden waren, hatten gar keinen Erfolg. Die Kranke wurde immer nur gebessert entlassen. So auch am 7. März 1887.

Am 16. November 1892 wird die Patientin das sechste Mal in die Klinik gebracht, sie befindet sich in einem ganz benommenen Zustande, und ihr Bruder erzählt, daß sie ihre Anfälle nach ihrer Entlassung aus der Klinik genau ebenso wie früher gehabt habe, trotz des fortwährenden Gebrauches von Brom. Seit Jahren schon wäre seine Schwester nicht mehr zu anstrengender, regelmäßiger Beschäftigung befähigt gewesen, nur Stricken und grobe Näharbeit hätte sie unter Anleitung resp. Beaufsichtigung verrichten gekonnt. Eine „ausgeprägte“ Geistesstörung soll aber nicht bestanden haben. Erst in den letzten Tagen sei Patientin in einen Zustand traumhafter Benommenheit verfallen, der ihre Überführung nach der Klinik nötig erscheinen ließ. Hier verfällt die Kranke bald in einen so hochgradigen Erregungszustand, daß sie isoliert werden muß. Am 29. November 1892 hat sich ihr Zustand gebessert, doch zeigt sie jetzt deutlichen Schwachsinn. Am 30. November wird Opium gegeben 3 mal täglich 0,1 Op. pur., bis zum 13. Januar 1893 wird bis auf 5 mal täglich 0,3 Op. pur. gestiegen und vom 16. bis 19. Januar sogar 6 mal täglich 0,3 Op. gegeben. Am 20. Januar 3 mal täglich 0,3 Op. und später $^1/_2$ Flasche Bromwasser. Vom 21. Januar ab erhält sie $^3/_4$ Flasche. Die Zahl der Anfälle während dieser Behandlung betrug:

Im Dezember:

am	2.	4.	5.	17.	18.	19.	20.	21.	22.	
Anf.	1	1	1	1	2	1	3	1	1	12

Im Januar:

am	2.	3.	19.	20.	
Anf.	1	1	1	1	4

Am 20. Januar Wechsel der Medikamente. Nach demselben noch am 22. Januar 1 Anfall. Seitdem *anfallsfrei*. Auch besserte sich ihr geistiger Zustand sehr und sie konnte am 9. Februar 1893 entlassen werden mit der Anweisung: täglich $^1/_2$ Flasche Bromwasser zu nehmen.

Nach ihrer Entlassung wurde am 20. März 1893 und Mitte Dezember 1893 zur Zeit der Menses ein Absence-Zustand beobachtet. Sonst war Patientin bis zum 24. April 1894, an welchem Tage ich sie selbst sprechen konnte, anfallsfrei. Wenn auch ihre Intelligenz nicht besonders groß ist, so ist sie jetzt doch im Haushalt, in dem sie alle Verrichtungen selbständig ausführen kann, gut brauchbar und auch gern thätig. „Sie freue sich besonders, daß sie den Ihrigen nicht mehr zur Last falle. Ihr körperliches Wohlbefinden habe sich gehoben und sie könnte wieder arbeiten.“

Entziehungserscheinungen waren in beiden Fällen nicht bemerkt worden. Brom wird bis heute (täglich $^2/_3$ Flasche) gut vertragen.

III.

Noch sei ein 3. Fall aus der FLECHSIGschen Klinik hier erwähnt:

Johanna F., geboren den 17. Mai 1877. Patientin ist hereditär stark belastet. Der Vater, Potator, starb an Lungenschwindsucht. Im 3. Jahre machte Patientin eine cerebrale Kinderlähmung durch, auf welche noch jetzt Erscheinungen im rechten Arm und in der rechten Hand, Zuckungen und athetotische Bewegungen zu beziehen sind. Die Krämpfe, die sie in dieser Zeit gehabt hatte, sistierten bis zum 10. Jahre, in dem sie mit erneuter Stärke und Häufigkeit wieder auftraten. In der Schule soll sie gut gelernt haben, doch ist in der letzten Zeit die Intelligenz stark zurückgegangen. Am

4. November 1893 wird sie mit stark vernachlässigtem Außeren in die Klinik gebracht, sie macht einen benommenen Eindruck, der Gesichtsausdruck ist stupid. Ihren Namen giebt sie nach einigem Zögern mit leiser Stimme richtig an, dagegen nicht ihr Alter. Auf die Frage nach ihrem Geburtstag antwortet sie richtig: „17. Mai". Dieselbe Antwort giebt sie dann auf jede weitere Frage. Später ist sie besonnener, sagt, daß sie seit vielen Jahren an Krämpfen leide, die fast täglich wiederkehren. Streckt auf Verlangen die Zunge vor, an deren Spitze man ein Stück fast gänzlich abgebissen sieht. Ob sie heute einen Anfall gehabt hat, weiß sie nicht zu sagen; früher hat sie viel Brom genommen.

Die körperliche Untersuchung ergiebt folgende Abweichungen: Geringe Struma. Zunge zeigt Narben, zittert stark und weicht etwas nach links ab. Rechte Hand und rechter Arm zeigen die oben erwähnten Erscheinungen, motorische Kraft beiderseits gleich. Patellarreflexe sind beiderseits etwas gesteigert. Fußphänomen ist zu erzeugen. Der Gang ist schwerfällig, taumelnd, etwas ataktisch. Linkes Bein zeigt Streckkontraktur, Fußspitzen nach einwärts gedreht. Beide Beine werden bei gestreckter Ruhelage stark adduziert gehalten. Schmerzgefühl überall erheblich verringert, Berührungsempfindlichkeit normal.

Es wird sofort mit der Opium-Behandlung begonnen. Da aber hierbei öfters hochgradige Erregungszustände mit Halluzinationen und Delirien auftreten, so daß Patientin isoliert werden muß, wird bedeutend langsamer mit der Dosis gestiegen wie sonst. Am 17. Dezember beträgt die Tagesdosis 3 mal 0,3 g Op. pur. und wird bis zum 8. Januar 1894 beibehalten. Leider wird die Opiumbehandlung insofern etwas geändert, als der Kranken am 15. September $^3/_4$ Flasche Bromwasser gegeben wurden; doch ließ sich ein besonderer Einfluß auf die Anfälle nicht erkennen, wie nachstehende Tabelle zeigt:

Im November 1893:	am	10.	11.	12.	13.	21.	23.	24.	
	Anf.	4	1	7	3 u. St. epil.	3	2	2	22

Im Dezember 1893:	am	2.	3.	5.	12.	13.	25.	
	Anf.	3	5	3	1	5	4	21

Im Januar 1894:	am	1.	4.	7.	8.[1]	9.	
	Anf.	4	3	9	2	1	19

[1] Opium-Entziehung, nachher noch 1 Anfall am 9. Januar.

Nach den Anfällen, die das typische Gepräge des *grand mal* tragen (oft Zungenbisse etc.), ist die Patientin meist sehr benommen und schläft viel, bisweilen aber ist sie sehr unruhig, halluziniert, schimpft, schreit etc.

Am 25. November wird sie ihres in mehrfacher Beziehung sehr lehrreichen Zustandes wegen in der Klinik vorgestellt. Ihr Bewußtsein ist stark getrübt, sie blickt wie geistesabwesend um sich, ist unruhig, spricht leise abgerissene Worte vor sich hin, sucht bald auf dem Boden umher, bald mit den Fingern der einen Hand in der Handfläche der anderen. Auf die Frage: „Was sehen Sie?“ antwortete sie: „Eine Taube.“ Der Zustand der Patientin, bei der sich, wie ich nochmals hervorheben will, Trunksucht nicht nachweisen ließ, erinnert lebhaft an das halluzinatorische Delirium der Säufer! — Durch energisches Anreden ist sie etwas zu fixieren. Auf die oben angegebenen Fragen antwortet sie genau in derselben Weise wie früher. Sie schläft viel.

Seit der Brombehandlung ist außer dem bereits erwähnten Anfalle vom 9. Januar kein typischer Anfall mehr beobachtet worden, nur am 17. Februar werden krampfartige Bewegungen von 4 Minuten Dauer bemerkt. Geheimrat Flechsig, der diesen Anfall sah, konnte nicht die Überzeugung gewinnen, daß derselbe epileptischer Natur sei. Das Benehmen der Patientin erinnerte mehr an das Gebaren unartiger, verzogener Kinder!

Doch mag die Natur dieses Anfalles dahingestellt bleiben, sicher ist seitdem keiner mehr beobachtet worden. Die Intelligenz und das psychische Verhalten der Patientin haben sich sehr gebessert. Wenn auch jetzt noch zuweilen Erregungszustände auftreten, in denen die Patientin lacht und schreit, dann wieder plötzlich zu weinen beginnt oder sich frech oder selbst unanständig benimmt, so tragen doch diese Zustände nur den Charakter des Übermutes, auf Grund einer vorher nie gespürten Kraftfülle. Sodann muß man bei Beurteilung dieser Erscheinung die sehr vernachlässigte Erziehung der F. in Betracht ziehen.

Diese Patientin zeigte auch Entziehungserscheinungen: Schlaflosigkeit, Halluzinationen, Schmerzen im rechten (!) Arm, in den Waden und im Kreuz.

Wir verzichten darauf, weitere Krankengeschichten zu veröffentlichen, obwohl diese bereits ziemlich zahlreich sind und sehr zur weiteren Anwendung von Opium-Brom auffordern! Zum Vergleich mit der bisher üblichen Brombehandlung können ja nur Fälle verwertet werden, bei welchen zuerst nur Brom und später Opium-Brom verabreicht wurde. Wenn auch nicht alle Fälle so gut auf die Behandlungsweise reagiert haben, wie die oben mitgeteilten, so haben doch auch die Beobachtungen von STEIN und BINSWANGER, auf die noch weiter unten näher eingegangen werden soll, den Satz FLECHSIG's bestätigt: daß die neue Methode vielfach bei Fällen, welche auf Brom allein nicht günstig reagierten, wirksamer zu sein scheint, als irgend eine bisher geübte Behandlung.

Ich will nun noch auf die Schattenseiten der neuen Behandlungsweise eingehen, welche dieselbe leicht in Mißkredit bringen können, indem durch unrichtige Anwendung leicht Mißerfolg eintreten kann.

Es ist ohne weiteres klar, daß man eine Behandlung, die Tage und Wochen lang die Verabfolgung einer doppelten und selbst dreifachen Maximaldosis erfordert, nur unternehmen darf, wenn sich der Kranke unter sehr aufmerksamer Beobachtung befindet. Es treten ab und zu beunruhigende Erscheinungen auf, die das energische Eingreifen des Arztes verlangen.

So wurden sowohl während der Behandlung mit Opium, als auch nach der Entziehung desselben öfters Halluzinationen und Delirien (vrgl. Fall III) beobachtet, die bisweilen einen gefährlichen Charakter annahmen.

Aufstoßen, Appetitlosigkeit, Erbrechen bekam man häufig zu Gesicht. Einmal verlangte ein akuter, sehr schwerer Magenkatarrh die Aussetzung des Mittels. Die Patientin N., bei der letzteres der Fall war, bekam fast nach jeder Gabe Opium heftiges Erbrechen. Alle dagegen angewandten Mittel blieben erfolglos; es ist daher wohl nicht wunderbar, daß dieser Fall fast gar nicht von der Behandlungsweise beeinflußt wurde. Während Kinder im ganzen die Behandlungsweise gut vertrugen und gut davon beeinflußt wurden, trat bei einem Knaben so hartnäckige Obstipation mit hoher Temperatursteigerung ein, daß Opium ausgesetzt werden mußte. Selten wurden während der Opiumbehandlung auch Diarrhöen beobachtet, namentlich hatte eine Patientin während der ganzen Dauer des ersten Teiles der Kur darunter zu leiden, sie bekam aber ganz normalen Stuhl, als das Opium plötzlich aus- und Brom eingesetzt wurde. Im Gegensatz hierzu bot ein junger Mann, der das Opium vortrefflich vertrug, bei der plötzlichen Entziehung des Mittels das ausgeprägte Bild einer Cholera nostras, und die im hohen Maße bedrohlichen Erscheinungen konnten nur durch sofortige kleine Opiumgaben beseitigt werden.

Sonst wurde der plötzliche Wechsel der Medikamente im allgemeinen gut vertragen. Abgesehen von dem eben erwähnten Falle war man nur noch einmal genötigt, kleine Gaben Opium bezw. Morphium zu geben. Es handelte sich hierbei um die Patientin Sch., die nach Aussetzen des Opiums mehrere Tage lang heftiges Erbrechen bekam, das durch eine tägliche Gabe von 0,1—0,2 Op. oder eine subkutane Morphiuminjektion von 0,025 beseitigt wurde.

Schlaflosigkeit und neuralgische Schmerzen im Kopfe und in den Extremitäten wurden selten, und auch dann nur im geringen Grade beobachtet, so daß es meistens nicht nötig war, dagegen Schlafmittel oder Narcotica zu geben.

Es sei aber hier erwähnt, daß in der Binswangerschen Klinik[1] häufige Abstinenzerscheinungen beobachtet wurden, besonders war dies der Fall, wenn Opium länger als 6 Wochen gegeben war. Einmal traten nach zehnwöchentlichem Gebrauche sogar „nicht unbedenkliche Collapserscheinungen auf, die bei dem schlechten Pulse eine erneute Gabe von Opium erforderlich machten und darnach auch sich besserten“. Deswegen wird hier vorgeschlagen, entweder auf einer kleineren Dosis Opium stehen zu bleiben, oder die Zeit der Opiumbehandlung abzukürzen. Zumal da man im Fall III bei Bennecke, der unten noch näher angegeben werden soll, auch hiermit den beabsichtigten Erfolg erzielt hatte.

Uber die Entziehungserscheinungen selbst schreibt Bennecke: „Die ersten Abstinenzerscheinungen traten nach 18—24 Stunden auf, wurden am 2. und 3. Tage am heftigsten und verloren sich dann allmählich wieder. Die einzelnen Symptome entsprechen fast photographisch denen bei der Morphiumentziehung. In erster Linie ist das subjektive Unbehagen mit gleichzeitiger motorischer Unruhe zu nennen, und ferner die bis zur Hinfälligkeit sich steigernde

[1] Bennecke, Epilepsie-Behandlung. Inaug.-Diss. Jena 1894. S. 19. 20.

Mattigkeit, welche schon an und für sich die sensibleren Naturen zur völligen Bettruhe zwang. Dazu gesellen sich dann die Appetit- und Schlaflosigkeit, letztere bei wenigen in der 2. und 3. Nacht fast absolut und so quälend, daß Schlafmittel in Anwendung kamen, ohne — allerdings bei ziemlich kleiner Dosierung ($^1/_2$—1 g Chloral, 1 g Sulfonal) — eine erhebliche Wirkung zu erzielen. Bei denjenigen, die überhaupt unter deutlichen Entziehungserscheinungen zu leiden hatten, fehlte nie die Hypersekretion und der erhöhte Reizzustand der Schleimhäute, Niesen, Nasenjucken und vor allem Durchfälle: ... Neuralgische Schmerzen, hauptsächlich in den Waden und im Kopf (Stirn), sowie ausgesprochener Tremor manuum, vervollständigten das Bild....

Die Beobachtung hat ergeben, daß ein großer Teil der Kranken von Abstinenzerscheinungen frei blieb, oder die letzteren wenigstens nicht der Rede wert waren, und zwar scheint es sich dabei in erster Linie um solche zu handeln, die schon lange Jahre Epilepsie haben, und bei denen die Krankheit zu einer Abstumpfung auf allen Gebieten geführt hat, infolge deren sie dann auch gegen einen solch heftigeren Shock unempfindlich blieben."

Dieser letzte Satz erklärt auch die scheinbare Abweichung zwischen den Beobachturgen Flechsig's und Binswanger's, denn den größten Teil der Patienten Flechsig's bilden „alte" Fälle. Diese letzteren rühmen vielmehr fast durchweg ihr subjektives Wohlbefinden, das nicht nur während der Opiumbehandlung bestand, sondern auch durch die Entziehung des Opiums nicht beeinflußt wurde, so daß der Gedanke an einen durch den langen Opiumgebrauch hervorgerufenen Morphinismus sofort widerlegt ist (vrgl. Fall II).

Objektiv aber ließ sich bei fast sämtlichen Patienten Flechsig's, die mit Opium behandelt worden waren, eine Gewichtszunahme konstatieren, die bisweilen recht beträchtlich war, so betrug z. B. im Fall III das Gewicht der F. am 30. November 1893 81 Pfund, dagegen am 15. April 1894 102 Pfund! Diese sehr günstige Erscheinung verdient ganz besonders hervorgehoben zu werden und ist wohl ausschließlich dem Opium zuzuschreiben, da sonst bei längerem Bromgebrauch das Aussehen der Kranken ein schlechtes, die Gesichtsfarbe fahl zu werden und das Körpergewicht abzunehmen pflegt. Auch hiermit stimmen die Beobachtungen, die in der Bins-

WANGER'schen Klinik gemacht wurden, überein, denn BENNECKE schreibt: „In unseren Fällen zeigten sich eine Anzahl nach dieser Richtung indifferent, andere aber nahmen direkt an Körpergewicht im Verlaufe der Brombehandlung zu."

Es darf dem gegenüber nicht verschwiegen werden, daß man auch zwei Todesfälle im Verlauf, genauer ausgedrückt beim Beginne der Behandlung zu beklagen hatte, und zwar starben beide Patienten im Status epilepticus. Der eine Fall — Patientin H. — wurde in einem hochgradigen Erregungszustand in die Anstalt gebracht und verfiel hier bald in einen lang dauernden Status epilepticus, der am 8. Tage mit dem Tode endete. Opium resp. Morphium war nur in sehr kleinen Dosen gegeben worden, deren Summe auch in den letzten beiden Tagen noch nicht die Hälfte der offizinellen Tagesdosis erreichte. In dem anderen Falle — Patientin W. — handelte es sich um eine junge, plethorische Frauensperson, die im ganzen dreimal 0,05 Opium bekommen hatte, sodaß man wohl kaum dem Opium Schuld an dem unglücklichen Ausgang geben kann; zumal da bekannt ist, daß im Status epilepticus Todesfälle nicht gerade selten sind, und daß gerade plethorische Personen, was durch die Erfahrungen FLECHSIG's aufs neue bestätigt wird, zu diesen Zufällen neigen.

Deshalb hält FLECHSIG die Opium-Brom-Behandlung für durchaus kontraindiziert bei

1) Status epilepticus;

2) Plethora. Hierbei Opium anzuwenden, widerraten schon MORGAGNI, ESQUIROL und HASSE, wie aus den oben angeführten Stellen hervorgeht;

3) Herderkrankungen des Gehirns. Hier treten häufig schon bei sehr kleinen Dosen Opium (vrgl. Fall III) so hochgradige Erregungszustände und Tobsuchtsanfälle auf, daß ihrer jede Beschreibung spottet. Dies wurde außer bei Patientin F. noch in 3 ähnlichen Fällen beobachtet, bei den Patienten B., K. und L. Auch ist in diesen 4 Fällen nur bei der oben erwähnten F. ein zufriedenstellender Erfolg erzielt worden, wie überhaupt Frauen besser auf die neue Behandlungsweise zu reagieren scheinen als Männer. Jeder Arzt sollte daher, ehe er die Opiumbehandlung beginnt, nochmals genau auf Herdsymptome untersuchen. Denn übersieht er diese

und giebt Opium, so hat er die mit Sicherheit eintretenden, oft bedrohlichen Zustände zu verantworten!

Inzwischen haben auch, trotz der kurzen Zeit, die seit der Publikation FLECHSIG's verflossen ist, andere Autoren schon zur Opium-Brom-Behandlung Stellung genommen. So berichtet z. B. STEIN auf der 65. Versammlung deutscher Naturforscher und Ärzte in Nürnberg[1] vom 11.—15. September 1893 über 6 nach der neuen Methode behandelte Fälle: in allen waren die Anfälle unmittelbar nach dem Einsetzen des Bromkali mit 7,5 g pro die ausgeblieben. Von diesen 6 Fällen kommen 3, die sich der weiteren Beobachtung entzogen, nicht in Betracht. „Von den übrigen 3 sind 2 — Frauen von 35 und 26 Jahren — bei denen Anfälle von grand mal und petit mal gemischt auftraten, seit dem Einsetzen des Brom Anfang Juli bis jetzt — Mitte September — von allen Anfällen frei geblieben; das Allgemeinbefinden hat sich gehoben, das Körpergewicht desgleichen.“ Der letzte Fall betrifft einen Knaben von 12 Jahren, der an sehr häufigen und sehr schweren, nächtlichen Anfällen leidet. Auch in diesem Falle setzten die Anfälle nach Beginn der Brombehandlung prompt aus, traten aber nach 4 Wochen wieder in alter Schwere und Häufigkeit bis zu 9 Anfällen nachts, ein. Dabei hat STEIN aber beobachtet, daß der Kranke, bei dem früher alle Bromkuren wegen sehr bald eintretender gastrischer und cerebraler Symptome ausgesetzt werden mußten, diesmal nach der Opium-Vorbehandlung das Brom bis zu 5,0 pro die ausgezeichnet vertrug. Dies bestätigt sich in weiteren Fällen [siehe auch weiter unten Fall III bei BENNECKE], deshalb empfiehlt STEIN die Opium-Brom-Behandlung besonders in der Kinderpraxis. Er wird sogar darin noch weiter gehen und den Kindern auch nach der eigentlichen Opium-Vorbehandlung kleine Dosen Opium weiter geben, indem er den günstigen Einfluß dieser Behandlung nicht mit FLECHSIG hauptsächlich in dem brüsken Einsetzen des Brom in großen Dosen, sondern in dem eminent günstigen trophischen Einflusse des Opiums auf das Hirn sieht.

In derselben Versammlung aber erklärt SOMMER[2] das Opium für vollständig indifferent für die Epilepsie! Mit welchem Recht

[1] STEIN, Epilepsie-Behandlung. Ref. im Neurol. Centralbl. 1893. S. 667.

[2] SOMMER, Neurol. Centralbl. 1893. S. 668.

er es thut, wollen wir gleich näher untersuchen. Der Bericht im Neurol. Centralbl. lautet: SOMMER hat einen Fall beobachtet, wo eine Dame auf Grund falscher Diagnose monatelang vergeblich mit großen Dosen Opium behandelt worden war. SOMMER erkannte die epileptische Grundlage der Geistesstörung und behandelte die Kranke mit Bromkali mit überraschendem Erfolge. SOMMER glaubte, daß in diesem Falle das Opium die Heilung der epileptischen Psychose verhindert hat und der Erfolg der Behandlung durch das Einsetzen des Bromkali nach einer für die Epilepsie völlig indifferenten Behandlung zu erklären sei. Soweit der Bericht.

Ob man aber berechtigt ist, über den Wert eines Mittels nach den Ergebnissen eines einzigen, wenn auch noch so genau beobachteten Falles zu urteilen, mag dahingestellt sein.

Ich möchte hier nur hervorheben, daß auch FLECHSIG nirgends davon spricht, daß Opium die Epilepsie heile, wie er überhaupt nicht die Worte „Heilung" oder „geheilt" in seiner Publikation angewandt hat. Er schreibt nur, daß es ihm gelungen sei, mit seiner neuen „Behandlungsmethode" — also mit Opium und Brom — die Anfälle, die „allen" therapeutischen Versuchen, d. h. auch dem Brom allein, getrotzt hatten, plötzlich wie mit einem Schlage und bisher (!) auf die Dauer zu beseitigen. Ferner spricht er von „deutlichen Erfolgen"!

Wie skeptisch FLECHSIG seinen eigenen Erfolgen gegenübersteht, beweist das Ausrufungszeichen hinter „bisher". Er hat das heimtückische Wesen der Krankheit zur Genüge kennen gelernt und wollte keine übertriebenen Hoffnungen wecken, die bei der Kürze der Beobachtungszeit noch nicht gesichert waren.

Bei seinen Erfolgen schreibt nun FLECHSIG dem Opium nur eine präparatorische Wirkung zu, welche die Bromwirkung zu erleichtern resp. intensiver zu machen scheint. „Das Aussetzen der Krampfanfälle tritt in der Regel" — sagt er ausdrücklich — „erst mit dem Einsetzen des Brom ein".

Daß auch die Psyche oft gut beeinflufst wird, geht aus dem mitgeteilten Krankengeschichten, bes. Fall I u. II deutlich hervor und wird, wie wir noch sehen werden, durch die Beobachtung BINSWANGER's von neuem bestätigt.

Wenn wir uns nun nach diesen Erwägungen den SOMMER'schen Fall ansehen: in dem eine Dame durch Bromkali nach vorausgegangener Opium-Behandlung von ihrer epileptischen Psychose geheilt worden ist, so ist man sehr versucht, gerade diesen Fall als ein äußerst günstiges Beispiel der neuen, allerdings nicht mit Absicht angewandten Methode anzusehen, und die überraschende Wirkung des Bromkali auf das vorher gegebene Opium zu beziehen im Sinne FLECHSIG's!

Doch wir wollen nicht so weit gehen. Da nicht bekannt ist, ob Brom schon vorher erfolglos gegeben worden ist, so steht auch der Meinung nichts entgegen, daß das Brom allein den Erfolg erzielt habe, was ja möglich ist.

Der Fall ist also, ohne den Thatsachen irgendwie Gewalt anzuthun, nach beiden Seiten hin verwendbar und kann deshalb nicht zur Entscheidung der von FLECHSIG aufgestellten Sätze benützt werden.

In der bereits oben erwähnten Inaugural-Dissertation von BENNECKE[1] werden 15 in der BINSWANGER'schen Klinik nach der FLECHSIG'schen Methode behandelte Fälle besprochen, von denen allerdings nur wenige vorher erfolglos mit Brom behandelt worden waren.

In allen wesentlichen Punkten stimmen, wie wir teilweise schon oben gesehen haben, die dort gewonnenen Resultate mit denen FLECHSIG's überein. Den Satz FLECHSIG's: „Ohne Einfluß blieb die Behandlung in keinem Falle," bestätigt BENNECKE, indem er sagt: „Ein absoluter Mißerfolg ist überhaupt nicht zu verzeichnen, wenigstens nicht in dem Sinne, daß die Behandlung, wo sie im vollen Umfange durchgeführt wurde, resultatlos geblieben wäre, sondern bei denjenigen, die wieder rückfällig geworden sind, hatte entweder das Brom ausgesetzt werden müssen oder nicht mehr die volle Dosis gegeben werden können."

Hier sei bemerkt, daß BINSWANGER (wie auch FLECHSIG jetzt) nicht nach 2 Monaten langsam von der großen Bromdosis heruntergeht, sondern diese in der Regel unverändert weiter giebt.

„Von 15 Kranken", sagt BENNECKE an anderer Stelle, „sind nur zwei während der Brombehandlung rückfällig geworden, aber

[1] BENNECKE, Beiträge zu der neuen Epilepsie-Behandlung. Jena 1894.

diese können wohl noch unter die Kategorie der Gebesserten gerechnet werden, alle anderen, auch die beiden, denen Brom nicht weiter gegeben werden konnte, blieben unter dem Gebrauch des Medikaments von Anfällen frei.

Während Otto das Aussetzen der Anfälle gleichzeitig mit der Brombehandlung bei 14 von 33 Kranken beobachtete, ist hier nur eine Kranke nicht sofort nach dem Einsetzen des Broms anfallsfrei."

In diesem Falle hörten die Anfälle erst 5 Tage nach dem Wechsel der Medikamente auf. Doch auch in einem anderen Falle[1], den Bennecke absichtlich, wie er selbst es angiebt, oben eingerechnet hat, trat einige Stunden nach der ersten Bromdosis noch ein Anfall ein.

Auch in Jena wurde der Eindruck gewonnen, daß im allgemeinen der Medikamentwechsel den Wendepunkt der Krankheit bildet. Unter den 15 Fällen sind:

8, bei denen schon während der Opiumbehandlung teilweise nach einer kurz dauernden Vermehrung der Anfälle, ein Wegbleiben oder eine sehr merkliche Verminderung der Paroxysmen beobachtet wurde.

5, bei denen die Anfälle erst mit dem Einsetzen des Broms wegblieben, nachdem bis dahin die Zahl und Heftigkeit derselben wenig geändert worden war.

2, über deren Verhalten kurz zuvor gesprochen wurde.

Auch hier wurde beobachtet, daß merkwürdigerweise, wie das auch Flechsig erwähnt, der letzte Anfall bei einigen auf den Tag fällt, an dem das Brom eingesetzt wird.

„Sämtliche Kranken nun", fährt Bennecke fort, „bei denen die Brombehandlung nicht durch Zwischenfälle unterbrochen und ferner die Bromdosis in unveränderter Höhe fortgegeben wurde, sind bis zum heutigen Tage (Ende Dezember) anfallsfrei geblieben, bezüglich so lange sie in Beobachtung waren. Die längste Beobachtungsdauer datiert vom Mai (bis Ende Dezember 93), und zwar sind es da zwei, welche keinen Anfall wieder gehabt haben. Besonders muß ich noch einen Knaben erwähnen, bei dem ja allerdings die typischen Formen der Anfälle mit Bewußtseinsverlust nicht mehr

[1] Bennecke, a. a. O. Fall II S. 6 u. 22.

aufgetreten sind, der aber seitdem öfters eigentümliche Zustände bei völlig erhaltenem Bewußtsein hat, in welchen er das Gefühl „des Hinaufsteigens vom Magen aus“ hat, durch das früher die Anfälle eingeleitet wurden, und dann plötzliche Blässe im Gesicht zeigt; die Dauer beträgt kaum mehr als 15 Sekunden; es ist also, wenn ich so sagen darf, vom ganzen Anfall nur die Aura übrig geblieben.“

Zwei ähnliche Fälle wurden auch in der FLECHSIGschen Klinik beobachtet: Das Dienstmädchen Sch. und der Buchbindergehilfe P. bekamen noch längere Zeit nach Unterdrückung der eigentlichen Anfälle bei erhaltenem Bewußtsein eigentümliche krampfartige Zuckungen in den Armen und in den Halsmuskeln, die früher öfters die Anfälle einzuleiten pflegten. Bei längerer Anwendung des Broms schwanden auch diese Zeichen und beide Patienten konnten anfallsfrei mit der Anweisung, Brom weiter zu nehmen, entlassen werden.

Was den Einfluß der neuen Methode auf die Psyche anbelangt — ein Punkt, auf den FLECHSIG große Hoffnungen gesetzt hatte — so ist aus den drei mitgeteilten Krankengeschichten und den weiteren Beobachtungen ein günstiger Erfolg auch in dieser Beziehung nicht zu verkennen. Dieselben günstigen Resultate hat BINSWANGER gesehen, denn BENNECKE schreibt hierüber: „Eine große Anzahl von Kranken läßt nun auch deutliche Besserung der interparoxysmellen Erscheinungen erkennen, namentlich der psychischen Veränderungen, sowohl der eigentlichen Psychosen als auch der Symptome der sog. epileptischen Degeneration, wie Reizbarkeit, Schwerbesinnlichkeit und Arbeitsunlust bezw. -unfähigkeit. Hinsichtlich des Einflusses auf die Psychosen nenne ich 2 Patienten (I u. X), welche vor der Behandlung häufig Dämmer- bezw. Erregungszustände durchmachten, seit derselben aber nur je einen zur Beobachtung gelangen ließen... Die Reizbarkeit ist bei vielen zurückgetreten, mehrere haben wieder ordentlich arbeiten gelernt, die intellektuell nicht Geschädigten unter diesen geben direkt als Ursache an, daß es ihnen im Kopfe freier ist. Ich möchte hierbei namentlich auf den Kaufmann R. aufmerksam machen, der seit 3 Jahren seine Thätigkeit hatte ganz aufgeben müssen, sich höchstens mit einfachen mechanischen Arbeiten, wie Holzhacken, hatte beschäftigen können, jetzt aber im Büreau der Anstalt als Schreiber 5—6 Stunden täglich thätig ist.“

Wahrlich ein großartiger, befriedigender Erfolg, an den man nur den Wunsch anknüpfen kann, daß alle Fälle so gut beeinflußt werden möchten! Es sei noch erwähnt, daß auch dieser Kranke vorher bereits mit Bromnatrium ohne besonderen Erfolg behandelt worden war.

Noch einen Fall Bennecke's möchte ich hier besonders anführen, da er in mehr als einer Bziehung lehrreich ist, es ist Fall III. Der Patient hatte im Januar 1893 16, im Februar 17, im März 19 Anfälle. Am 9. April wird die Flechsigsche Methode in Anwendung gebracht, muß aber schon am 21. April (Dosis 0,75 Op. pur.) wegen Appetitlosigkeit und starker Obstipation — Temperatur 40° — unterbrochen werden. Vom 1. bis 18. April 12 Anfälle, vom 18. April bis 20. Juli anfallsfrei unter der Brombehandlung. Doch schon am 14. Juni war Bromakne ausgebrochen und mußte am 3. August wegen bedrohlicher Intoxikationserscheinungen Brom ganz ausgesetzt werden. Seitdem im August 8 Anfälle. Vom 25. August bis 13. September wird die Opiumbehandlung von neuem eingeleitet, in dieser Zeit 7 Anfälle. Seit 13. September — Medikamentwechsel — bis jetzt anfallsfrei! Brom wird jetzt gut vertragen. Auch psychisch ist Patient gut beeinflußt.

Hierzu möchte ich bemerken, daß in der Flechsigschen Klinik auf Grund einer ähnlichen Beobachtung Versuche vorgenommen werden, ob nicht durch ein mehrfaches Wechseln zwischen Opium und Brom in Fällen, die zunächst wenig auf die Behandlung reagierten, doch noch günstige Erfolge erzielt werden können. Ebenso wird der Vorschlag Stein's: Nach der Opiumbehandlung Opium und Brom noch längere Zeit gemeinschaftlich zu geben, einer Prüfung unterworfen. —

Über den Wert resp. die Wirkung des Opium in der neuen Methode könnte man vielleicht an folgende Hypothesen denken:

I. Das Opium setzt, wie alle neueren „Antepileptica“, die der hypnotischen oder antipyretischen Reihe entnommen sind, die Hirntemperatur und damit den Stoffwechsel im Hirn herab und wirkt hierdurch günstig.

II. Die Erregbarkeit des Hirns wird dementsprechend vermindert. Dagegen scheint aber der Umstand zu sprechen, daß unter gewissen Verhältnissen, z. B. bei Herderkrankungen, sich eine erhöhte Erregbarkeit kundgiebt.

III. Das Opium ändert die Resorptionsverhältnisse im Darm, so daß später mehr Brom resorbiert wird. Harnuntersuchungen könnten hierüber vielleicht Aufschluß geben.

IV. Es ist am wahrscheinlichsten, daß das Opium das Hirn blutreicher macht, so daß später mehr Brom in das Hirn gelangt, und daß auf den größeren Brommengen, die aus diesem Grunde in das Hirn gelangen, die ganze „antepileptische“ Wirkung der Flechsigschen Methode beruht.

Es wäre mit Rücksicht auf die vielen unerfüllt gebliebenen Versprechungen in der Therapie der Epilepsie und mit Rücksicht auf das, was im ersten Teile meiner Arbeit bei der Statistik über berichtete Heilungen gesagt ist, schwer zu verantworten, wollte man schon jetzt über die neue Methode ein endgültiges Urteil sprechen. Um über den wirklichen Wert dieser bis jetzt (!) sicher empfehlenswerten Behandlungsweise ins klare zu kommen, wäre es wünschenswert, daß recht viele verschiedene Beobachter — vor allem in den Anstalten — das Flechsigsche Verfahren in Fällen, welche von Brom allein nicht befriedigend beeinflußt werden, in Anwendung brächten und ihre Resultate veröffentlichten.

Braune, Dr. Wilhelm, Professor der topographischen Anatomie zu Leipzig, **Die Lage des Uterus und Foetus am Ende der Schwangerschaft.** Nach Durchschnitten an gefrorenen Cadavern. Nach der Natur gezeichnet u. lithogr. Supplement zum topograph.-anatom. Atlas. 10 farb. Taf. mit erläut. Text. Imp.-Fol. 1872. in Mappe. ℳ 45. —

——— **Das Venensystem des menschlichen Körpers.** Atlas in Imperial-Quer-Folio-Format, Text in gr. 8.

Erste Lieferung: **Die Venen der vorderen Rumpfwand des Menschen.** Vier Tafeln in Buntdruck mit erläuterndem Text (mit 13 Holzschn.). 1884. ℳ 45. —
Zweite Lieferung: **Die Venen des Fusses und Unterschenkels.** Vier Tafeln in Buntdruck mit erläuterndem Text. 1889. ℳ 30. —

Braune, W., und **W. His, Leitfaden für die Präparanten** der anatomischen Anstalt zu Leipzig. gr. 8. 1883. (Fehlt.)

Braune, W., und **P. Zweifel, Gefrierdurchschnitte, in systematischer Anordnung durch den Körper einer Hochschwangeren geführt.** Zwölf Tafeln in natürlicher Grösse mit erläuterndem Text. Imp.-Folio. 1890. in Mappe. ℳ 40. —

Cornet, Dr. G., Über Tuberculose. Die Verbreitung der Tuberkelbacillen ausserhalb des Körpers. Die Sterblichkeitsverhältnisse in den Krankenpflegeorden. Mit vier Figuren. gr. 8. 1890. geh. ℳ 4.—

Criegern-Thumitz, Friedr. v., Lehrbuch der freiwilligen Kriegs-Krankenpflege beim Heere des Deutschen Reiches. Mit einer Karte. Bearbeitet und herausgegeben im Auftrage des Centralkomitees der Deutschen Vereine vom roten Kreuz. Zweite, verbesserte und vermehrte Auflage. gr. 8. 1891. geh. ℳ 6. —; geb. in Ganzl. ℳ 7. —

Dornblüth, Dr. Otto (Freiburg i. Schl.), **Kompendium der inneren Medicin für Studierende und Ärzte.** Mit zahlreichen Abbildungen im Text. 8. 1892. geb. in Ganzleinen ℳ 7. —

Das treffliche Buch behandelt in knapper und klarer Form das gesammte Gebiet der inneren Medicin einschliesslich der **Nervenkrankheiten, Hautkrankheiten und Frauenkrankheiten.** Der *beschäftigte Praktiker*, der sich über irgend eine Frage schnell orientiren will, wird *nicht vergebens* Dornblüth's Kompendium um Rath fragen; er wird dabei finden, dass das Typische und Charakteristische jeder einzelnen Erkrankung darin eingehend gewürdigt ist. Auch der *Studierende* wird das Buch als eine ganz vorzügliche *Diagnostik* bei dem Besuch der Kliniken mit grossem Nutzen gebrauchen.

——— **Wörterbuch der klinischen Kunstausdrücke.** 8. 1894. geb. in Ganzleinen. ℳ 3.50.

Die wissenschaftliche Medizin verwendet soviel nötige und unnötige Fremdwörter und Kunstausdrücke, daß es auch den Belesenen schwer wird, sie im Gedächtnis zu bewahren. Das gilt noch besonders von den zahlreichen Benennungen für Krankheiten, Symptome u. s. w., wo der Eigenname des Entdeckers als kennzeichnend verwendet wird. Das Büchlein stellt deshalb die gebräuchlichen Fremdwörter mit kurzer Angabe der Ableitung und der Bedeutung, die wichtigsten Kunstausdrücke und aus den modernen Sprachen eine Anzahl von Wörtern zusammen, die in ihrer medizinischen Bedeutung in den allgemeinen Wörterbüchern nicht vertreten sind. Es soll dadurch zugleich ein Hilsmittel für den Arzt bilden, der die Fachschriften fremder Sprachen liest.

du Bois-Reymond, Dr. Emil, Geh. Ober-Medicinalrath u. Professor der Physiologie zu Berlin, **Gesammelte Abhandlungen zur allgemeinen Muskel- und Nervenphysik.** Zwei Bände. Mit 50 in den Text gedruckten Holzschnitten, 2 Tabellenbogen und 7 Tafeln. Lex.-8. 1875—1877. geh. ℳ 40. —

du Bois-Reymond, Dr. Emil, Geh. Ober-Medicinalrath u. Professor der Physiologie zu Berlin, **Dr. Carl Sachs' Untersuchungen am Zitteraal** (Gymnotus electricus). Nach seinem Tode bearbeitet. Mit 2 Abhandlungen von Gust. Fritsch. Mit 49 Abbild. im Text und 8 Tafeln. Lex.-8. 1881. geh. ℳ 26. —

——— **Culturgeschichte und Naturwissenschaft.** Vortrag, gehalten am 24. März 1877 im Verein für wissenschaftliche Vorlesungen zu Köln. Erster u. zweiter unveränderter Abdruck. gr. 8. 1878. geh. ℳ 1. 60

——— **Über die Grenzen des Naturerkennens. Die sieben Welträthsel.** Zwei Vorträge. Des ersten Vortrags *siebente,* des zweiten Vortrags *dritte* Auflage. gr. 8. 1891. geh. ℳ 2. —

——— **Reden.** Erste Folge: Litteratur, Philosophie, Zeitgeschichte. gr. 8. 1886. geh. ℳ 8.—; eleg. geb. ℳ 10.—
Zweite Folge: Biographie, Wissenschaft, Ansprachen. gr. 8. 1887. geh. ℳ 9. —; eleg. geb. ℳ 11. —

Inhalt der ersten Folge: Voltaire als Naturforscher. — Leibnizische Gedanken in der neueren Naturwissenschaft. — Aus den Tagen des norddeutschen Bundes. — Der deutsche Krieg. — Das Kaiserreich und der Friede. — Über die Grenzen des Naturerkennens. — Über eine kaiserliche Akademie der deutschen Sprache. — La Mettrie. — Darwin versus Galiani. — Culturgeschichte und Naturwissenschaft. — Über das Nationalgefühl. — Friedrich II. und Rousseau. — Die sieben Welträtsel. — Friedrich II. in englischen Urteilen. — Die Humboldtdenkmäler vor der Berliner Universität. — Diderot.

Inhalt der zweiten Folge: Über die Lebenskraft. — Über thierische Bewegung. — Gedächtnissrede auf Erman. — Eduard Hallmann's Leben. — Über lebend nach Berlin gebrachte Zitterwelse aus Westafrika. — Gedächtnissrede auf Johannes Müller — Über Universitätseinrichtungen. — Über Geschichte der Wissenschaft. — Der physiologische Unterricht sonst und jetzt. — 'Aus den Llanos'. — Über die Übung. — Über die wissenschaftlichen Zustände der Gegenwart. — Die Britische Naturforscherversammlung zu Southampton im Jahre 1882. — Darwin und Kopernicus. — Die Berliner Französische Colonie in der Akademie der Wissenschaften. — Akademische Ansprachen.

Die Reden von Emil du Bois-Reymond eignen sich auch in hervorragender Weise zu Fest- und Gelegenheitsgeschenken.

Eichhorst, Dr. Hermann, Professor der Medicin zu Zürich, **Die progressive perniciöse Anämie.** Eine klinische und kritische Untersuchung. Mit 3 lithograph. Tafeln und mehreren Holzschnitten. gr. 8. 1878. geh. ℳ 10. —

Erhard, Dr. Julius, Vorträge über die Krankheiten des Ohres. Gehalten an der Friedrich-Wilhelms-Universität zu Berlin. Mit in den Text gedruckten Holzschn. gr. 8. 1875. geh. ℳ 4. 80

---

d'Espine, A., u. C. Picot, Grundriss der Kinderkrankheiten für praktische Aerzte u. Studirende. Deutsche, v. d. Verfassern durchgesehene Ausgabe von Dr. S. Ehrenhaus. gr. 8. 1878. geh. ℳ 9. —

Falckenberg, Dr. R., o. ö. Professor zu Erlangen, **Geschichte der neueren Philosophie** von Nikolaus von Kues bis zur Gegenwart. Im Grundriß dargestellt. Zweite, verbesserte und vermehrte Auflage. gr. 8. 1892. geh. ℳ 7. —; geb. ℳ 8. —

Dieser Grundriß bietet ein vorzügliches Orientierungsmittel über die neuere Philosophie des In- und Auslandes und wird durch seine knappe Form und geschmackvolle Darstellung nicht nur Studierenden willkommen sein, sondern auch allen denen, die sich die für jeden Gebildeten unentbehrliche Kenntnis der verschiedenen philosophischen Systeme aneignen wollen.

Falk, Dr. Friedr., Galen's Lehre vom gesunden und kranken Nervensysteme. gr. 8. 1871. geh. ℳ 1. 20

——— **Die sanitätspolizeiliche Ueberwachung höherer u. niederer Schulen u. ihre Aufgaben.** Zweite, vermehrte Ausg. gr. 8. 1871. geh. ℳ 2. 40

Fick, Dozent Dr. A. Eugen, Lehrbuch der Augenheilkunde (einschliesslich der Lehre vom Augenspiegel) für Studierende und prakt. Ärzte. Mit 157 teilweise farbigen Abbildungen im Text. gr. 8. 1894. geh. ℳ 10. —; geb. ℳ 11. —

Fischer, Dr. R., Ueber die Embolie der Arteria centralis retinae. gr. 8. 1891. geh. ℳ 6. 40

Flechsig, Prof. Dr. Paul, Die körperlichen Grundlagen der Geistesstörungen. Vortrag, gehalten beim Antritt des Lehramtes an der Universität Leipzig am 4. März 1882. gr. 8. 1882. geh. ℳ 1. 20

——— **Plan des menschlichen Gehirns.** Auf Grund eigener Untersuchungen entworfen. Zweite, gänzl. umgearb. Aufl. 3 Tafeln. Mit erläuterndem Texte. (Erscheint demnächst.)

——— **Die Irrenklinik der Universität Leipzig** und ihre Wirksamkeit in den Jahren 1882—1886. Mit 2 Plänen. gr. 8. 1888. geh. ℳ 2. 40

Flügge, Prof. Dr. C., Director des hygienischen Instituts der Universität Breslau, **Beiträge zur Hygiene.** Inhalt: I. Das Wohnungsklima zur Zeit des Hochsommers. II. Die Porosität des Bodens. III. Die Verunreinigung des städtischen Bodens. IV. Zur Kenntniss der Kost in öffentlichen Anstalten. Mit 2 Holzschnitten im Text und 5 Tafeln. gr. 8. 1879. geh. ℳ 5. —

——— **Grundriss der Hygiene.** Für Studirende und praktische Ärzte, Medicinal- und Verwaltungsbeamte. Dritte, verbesserte und vermehrte Auflage. Mit zahlreichen Abbildungen im Text. gr. 8. 1894. geh. ℳ 12.—; geb. in Ganzl. ℳ 13.—

„Zur Herausgabe des vorliegenden Buches haben mich die wiederholten und dringenden Bitten mehrerer Kollegen veranlaßt, denen gleich mir der Unterricht und die Prüfung in der Hygiene dadurch erschwert wurde, daß bisher kein für Studierende brauchbares kurzes Lehrbuch der Hygiene existirte." (Aus der Vorrede.)

——— **Lehrbuch der hygienischen Untersuchungsmethoden.** Eine Anleitung zur Anstellung hygienischer Untersuchungen und Begutachtung hygienischer Fragen. Für Aerzte und Chemiker, Sanitäts- und Verwaltungsbeamte, sowie Studirende. Mit 88 Abbild. im Text, 17 Tabellen u. 4 lithogr. Tafeln. gr. 8. 1881. geh. ℳ 16. —

——— **Die Verbreitungsweise und Abwehr der Cholera.** gr. 8. 1893. geh. ℳ 1. 80.

Francotte, Dr. X., Die Diphtherie. Ihre Ursachen, ihre Natur und Behandlung. *Gekrönte Preisschrift.* Mit 10 Abbildungen im Text u. 3 Tafeln. Deutsch von Dr. M. Spengler. gr. 8. 1886. geh. ℳ 6. —

Fritsch, Dr. Gustav, Professor a. d. Univers. Berlin, **Die elektrischen Fische.** Zwei Abtheilungen. I. Malopterurus electricus. II. Die Torpedineen. Mit zahlreichen Holzstichen im Text und 32 lithogr. Tafeln. gr. Folio. 1887—1890. kart. ℳ 60. —

Fuchs, Prof. Dr. Chr. J., Pathologische Anatomie der Haussäugethiere. gr. 8. 1859. geh. ℳ 7. 20

——— **Die schädlichen Einflüsse der Bleibergwerke auf die Gesundheit der Hausthiere,** insbesondere des Rindviehes. gr. 8. 1842. geh. ℳ 1. —

——— **Handbuch der allgemeinen Pathologie der Haussäugethiere.** gr. 8. 1843. geh. ℳ 8. 25.

——— **Der Kampf mit der Lungenseuche des Rindviehes.** Ein Wort zur Beachtung für die Regierungen u. s. w. gr. 8. 1861. geh. ℳ —. 60

——— **Allgemeine Lehre der Seuchen und ansteckenden Krankheiten der Haussäugethiere.** Vorlesungen mit ergänzenden und rechtfertigenden Beilagen. gr. 8. 1862. geh. ℳ 4. 50

——— **Das Pferdefleischessen.** Eine historische, diätetische, volkswirthschaftliche und ethische Untersuchung in einer Vorlesung. gr. 8. 1859. geh. ℳ —. 80

——— **Wegweiser in die Thierheilkunde.** Vorlesungen. gr. 8. 1850. geh. ℳ 1. —

Fürst, Dozent Dr. L., Die Maass- und Neigungs-Verhältnisse des Beckens. Nach Profil-Durchschnitten gefrorener Leichen. Mit 7 lithograph. Tafeln. 4. 1875. cart. ℳ 10. —

Gaule, Prof. Dr. Justus, Die Stellung des Forschers gegenüber dem Problem des Lebens. Rede zum Antritt des Lehramts der Physiologie an der Hochschule zu Zürich. 8. 1887. geh. ℳ —. 60

Hagen, Prof. Dr. Richard, Anleitung zur klinischen Untersuchung und Diagnose. Ein Leitfaden für angehende Kliniker. Sechste, verbesserte und vermehrte Auflage. Mit 25 Abbildungen im Text und 1 Tafel. 8. 1891. geb. in Ganzleinw. ℳ 3. 50

Der Zweck dieses Büchleins ist, den angehenden Mediziner bei dem Besuch der inneren Klinik in knapper Form über das Verhalten am Krankenbet. und die technischen Manipulationen, welche daselbst von ihm verlangt wert den, zu unterrichten und ihn auf die hauptsächlichsten Erscheinungen, auwelche es bei Konstatierung einer Krankheit ankommt, aufmerksam zu machenf Auch praktischen Aerzten wird das Büchlein willkommen sein.

——— **Praktische Beiträge zur Ohrenheilkunde.** Sechs Hefte. gr. 8. 1866—1869. geh. ℳ 6. —

Hartmann, Dr. Arthur, Experimentelle Studien über die Funktion der Eustachischen Röhre. gr. 8. 1879. geh. ℳ 2. —

Hartmann, Prof. Dr. Rob., Der Gorilla. Zoologisch-zootomische Untersuchungen. Mit 13 in den Text gedruckten Holzschnitten und 21 Tafeln. gr. 4. 1880. geh. ℳ 30. —

Heinze, Dr. Osc., Die Kehlkopfschwindsucht. Nach Untersuchungen im pathologischen Institute der Universität Leipzig. Mit 4 Tafeln, nach den mikroskopischen Präparaten gezeichn. von Dr. Sänger. gr. 8. 1879. geh. ℳ 8. —

Heubner, Prof. Dr. med. O., Die experimentelle Diphtherie. Mit einer Tafel in Farbendruck. Gekrönte Preisschrift. gr. 8. 1883. geh. ℳ 2. 40

Hirschberg, Dr. J., Professor der Augenheilkunde zu Berlin, **Beiträge zur praktischen Augenheilkunde.** Zweites u. drittes Heft. Mit Holzschnitten. gr. 8. 1877—1878. geh. ℳ 4. 40

——— **Die mathematischen Grundlagen der medicinischen Statistik** elementar dargestellt. gr. 8. 1874. geh. ℳ 2. 40

——— **Der Electromagnet in der Augenheilkunde.** Eine Monographie. Mit 17 Abbildungen im Text. gr. 8. 1885. geh. ℳ 4. —

——— **Von New York nach San Francisco.** Tagebuchblätter. gr. 8. 1888. geh. ℳ 4. —

——— **Eine Woche in Tunis.** Tagebuchblätter. gr. 8. 1885. geh. ℳ 2. —

——— **Wörterbuch der Augenheilkunde.** gr. 8. 1887. geh. ℳ 5. —

Huenefeld, Prof. Dr. F. L., Die Blutproben vor Gericht und das Kohlenoxyd-Blut in Bezug auf die Asphyxie durch Kohlendunst. gr. 8. 1875. geh. ℳ 1. 20

——— **Diaetetik.** gr. 8. 1875. geh. ℳ 4. —

Jürgensen, Dr. Th. von, Professor der Medizin an der Universität Tübingen, **Lehrbuch der speziellen Pathologie und Therapie mit besonderer Berücksichtigung der Therapie.** Für Studierende und praktische Ärzte. Dritte, neubearbeitete und vermehrte Auflage. Mit zahlreichen Abbildungen im Text. gr. 8. 1894. geh. ℳ 16. —; geb. ℳ 18. —

— — — „Ich schließe, indem ich meiner Überzeugung Ausdruck gebe, daß wir um ein vorzügliches Lehrbuch reicher geworden sind, jeder Arzt wird es gern in die Hand nehmen, die jungen Mediziner aber sind von Jürgensen zu ganz besonderem Dank verpflichtet."

Prof. *F. A. Hoffmann* (C. f. k. M.).

— — — „Aber der Schüler und der Arzt, welche über irgend einen Gegenstand der inneren Medizin sich belehren wollen, finden in diesem Buche die präzis formulierte Meinung eines unsrer hervorragendsten Kliniker und Forscher, und das ist hundertmal mehr wert, als die weitläufige, sterile Objektivität so mancher dickleibiger Kompilationen. Bei aller Knappheit und Kürze, die sich der Autor auferlegte, hat er die Grenzen seines Buches sehr weit gesteckt. Wir finden außer allem Dem, was man unbestritten dem Gebiet der inneren Medizin zurechnet, noch die Syphilis und die Hautkrankheiten abgehandelt." — — — —

H. Curschmann (Ziemssen's Archiv).

Kalisch, Dr. M., Medicinisch-gerichtliche Gutachten der königlichen Preussischen wissenschaftlichen Deputation für das Medicinalwesen aus d. Jahren 1840—1850. gr. 8. 1859. geh. ℳ 9. —

——— **Die Kunstfehler der Aerzte.** gr. 8. 1860. geh. ℳ 6. —

Köhler, Prof. Dr. Hermann, Grundriss der Materia medica für prakt. Aerzte u. Studirende. Mit besonderer Rücksichtnahme auf die Pharmacopoea Germanica bearbeitet. gr. 8. 1878. geh. ℳ 10. —

Kollmann, Dr. J., Professor der Anatomie zu Basel, **Plastische Anatomie des menschlichen Körpers.** Ein Handbuch für Künstler und Kunstfreunde. Mit zahlreichen Abbildungen im Text. Roy. 8. 1886. geh. ℳ 14. —; eleg. geb. ℳ 17. —

Der Verfasser hatte während seiner langjährigen Lehrthätigkeit an der Königl. Akademie der bildenden Künste zu München Gelegenheit, die Bedürfnisse der Künstler kennen zu lernen, und bietet in der plastischen Anatomie ein Werk, wie es lange gewünscht, aber bis jetzt noch nicht in unserer Litteratur vorhanden war.

Kries, Dr. Johannes v., Professor der Physiologie zu Freiburg, **Die Gesichtsempfindungen und ihre Analyse.** Mit 22 Abbildungen im Text. gr. 8. 1882. geh. ℳ 5. —

Kühne, Prof. Dr. Willie, Myologische Untersuchungen. Mit in den Text gedruckt. Holzschn. u. 1 Kupfertaf. gr. 8. 1860. geh. ℳ 4. —

Kunze, Dr. C. F., Grundriss der praktischen Medicin. Dritte, gänzlich umgearbeitete u. vermehrte Aufl. gr. 8. 1886. geb. ℳ 6. —

——— **Der Kindermord.** Historisch und kritisch dargestellt. gr. 8. 1860. geh. ℳ 5. —

——— **Lehrbuch der praktischen Medicin** mit besonderer Rücksicht auf pathologische Anatomie u. Histologie. Dritte, mehrfach veränderte u. vermehrte Auflage. Zwei Bände. gr. 8. 1878. geh. ℳ 25. —

Landerer, Prof. Dr. A., Richtungen und Ziele der neueren Chirurgie. Antrittsvorlesung. gr. 8. 1891. ℳ —. 80

Langendorff, Prof. Dr. Osc., Studien über Rhythmik und Automatie des Froschherzens. Mit 22 Abbildungen im Text und 2 Tafeln. gr. 8. 1884. geh. ℳ 5. 60

Laube, Dr. Gust. C., Prof. d. Geologie zu Prag, **Geologische Excursionen im Thermalgebiet des nordwestlichen Böhmens,** Teplitz, Carlsbad, Eger-Franzensbad, Marienbad. Mit 2 Taf. in Farbendruck, geolog. Profile darstellend. gr. 8. 1884. geh. ℳ 3. 60; geb. ℳ 4. 20

Die berühmten Thermen des nordwestlichen Böhmens sind in Bezug auf ihre Verbreitung und Lage durch den geologischen Aufbau dieses Landstriches bestimmt. Das Laubesche Büchlein schildert die allgemeinen geologischen Verhältnisse Nordwestböhmens mit besonderer Rücksicht auf seine Heilquellen und hat dadurch auch für die Ärzte großes Interesse.

Lebert, Prof. Dr. Hermann, Abhandlungen aus dem Gebiete der praktischen Chirurgie und der pathologischen Physiologie nach eigenen Untersuchungen u. Erfahrungen u. mit besond. Rücksicht auf die Dieffenbach'sche Klinik in Berlin. gr. 8. 1848. geh. ℳ 10. —

Lender, Dr. Constantin, Die points douloureux Valleix's und ihre Ursachen. gr. 8. 1869. geh. ℳ 1. 60

Der Lister'sche Verband. Mit Bewilligung des Verfassers aus dem Englischen übertragen von Dr. O. Thamhayn. gr. 8. 1875. geh. ℳ 4. 80

Lorent, Dr. E., Die Aufgabe der Gesundheitspflege in Bezug auf die atmosphärische Luft. gr. 8. 1873. geh. ℳ 1. 20

Ludwig, Dr. Carl, Professor der Physiologie zu Leipzig, **Rede zum Gedächtniss an Ernst Heinrich Weber.** Gehalten im Namen der medicinischen Facultät am 24. Februar 1878 in der akademischen Aula zu Leipzig. gr. 8. 1878. geh. ℳ 1. —

Lukjanow, Dr. S., Prof. der allgem. Pathologie a. d. Univ. Warschau, **Grundzüge einer allgemeinen Pathologie der Zelle.** Vorlesungen, gehalten an der Univ. Warschau. gr. 8. 1891. geh. ℳ 7. 50

——— **Grundzüge einer allgemeinen Pathologie des Gefäss-Systems.** Vorlesungen, gehalten a. d. Univ. Warschau. gr. 8. 1894. geh. ℳ 10.—

Magnus, Prof. Dr. Hugo, Die Anatomie des Auges bei den Griechen und Römern. gr. 8. 1878. geh. ℳ 2. 40

——— **Die geschichtliche Entwickelung des Farbensinnes.** gr. 8. 1877. geh. ℳ 1. 40

——— **Geschichte des grauen Staares.** Mit 1 lithographirten Tafel. gr. 8. 1876. geh. ℳ 8. —

Marmé, Prof. Dr. Wilh., Lehrbuch der Pharmacognosie des Pflanzen- und Thierreichs. Für Studierende der Pharmacie, Apotheker und Medicinalbeamte. gr. 8. 1886. geh. ℳ 14. —

Meyer, Dr. E. v., Professor a. d. Techn. Hochschule Dresden, **Geschichte der Chemie von den ältesten Zeiten bis zur Gegenwart.** *Zugleich Einführung in das Studium der Chemie.* gr. 8. 1889. geh. ℳ 9. —

Minot, Prof. Ch. S., Lehrbuch der Entwickelungsgeschichte des Menschen. Deutsche Ausgabe mit Zusätzen des Verfassers von Privatd. Dr. med. S. Kaestner. Mit 463 Abbildungen. Lex. 8. 1894. geh. ℳ 24. —

Moser, Prof. Dr. Ludwig, Die Gesetze der Lebensdauer. Nebst Untersuchungen über Dauer, Fruchtbarkeit der Ehen u. s. w. Mit einem Anhang, enthaltend die Berechnung der Leibrenten, Lebensversicherungen, Wittwenpensionen und Tontinen. Ein Lehrbuch. gr. 8. 1839. geh. ℳ 7. —. Herabges. Preis ℳ 4. —

Mosso, Dr. A., Professor der Physiologie zu Turin, **Die Diagnostik des Pulses in Bezug auf die localen Veränderungen desselben.** Mit 15 Holzschn. im Text u. 8 Tafeln. gr. 8. 1879. geh. ℳ 6. —

——— **Ueber den Kreislauf des Blutes im menschlichen Gehirn.** Untersuchungen. Mit 87 Abbildungen im Text und 9 Tafeln. gr. 8. 1881. geh. ℳ 10. —

——— **Die Temperatur des Gehirns.** Untersuchungen. Mit einem Titelbild, zahlreichen Abbildungen im Text und fünf Tafeln. gr. 8. 1894. geh. ℳ 10. —

Müller, Dr. G. Elias, Professor an der Univ. Göttingen, **Theorie der Muskelconstraktion.** In zwei Theilen. = Erster = Theil. gr. 8. 1891. geh. ℳ 9. —

Müller, Dr. Friedr. Wilh., Grundriss der Pathologie und Therapie der venerischen Krankheiten für praktische Aerzte und Studirende. Mit 3 lith. Tafeln. gr. 8. 1884. geh. ℳ 4. 60

Munk, Prof. Dr. Hermann, Die elektrischen und Bewegungs-Erscheinungen am Blatte der Dionaea muscipula. Mit der anatomischen Untersuchung des Dionaea-Blattes von F. Kurtz. Mit 3 Tafeln. gr. 8. 1876. geh. ℳ 6. —

Naundorff, Dr. A. J., Unter dem rothen Kreuz. Fremde und eigene Erfahrungen auf Böhmischer Erde und den Schlachtfeldern der Neuzeit gesammelt. gr. 8. 1867. geh. ℳ 4. 50

Otis, Walter J., Anatomische Untersuchungen am menschlichen Rectum und eine neue Methode der Mastdarminspection. Erster Theil. Die Sacculi des Rectum. Mit einem Holzschnitt im Text und 8 Tafeln. Imp.-4. 1887. geh. ℳ 10. —

Pfeiffer, Dr. R., Zur Behandlung der Kehlkopf- und Lungentuberculose mittelst parenchymatöser Injectionen. Nebst einer neuen Hypothese über die tuberculöse Lungenspitzenerkrankung. gr. 8. 1890. geh. *M* 1. 80

Ploss, Dr. H. H., Ueber die Lage und Stellung der Frau während der Geburt bei verschiedenen Völkern. Eine anthropologische Studie. Mit 6 Holzschnitten. gr. 8. 1872. geh. *M* 1. 50

Puschmann, Dr. Th., Professor a. d. Universität Wien, **Geschichte des medizinischen Unterrichts** von den ältesten Zeiten bis zur Gegenwart. gr. 8. 1889. geh. *M* 11. —

Ravoth, Dr. F. W. Th., Grundriss der Akiurgie. Zweite, vermehrte Auflage. Mit 82 Holzschn. Zugleich 5. Auflage von Schlemm's Operations-Uebungen am Cadaver. gr. 8. 1868. geh. *M* 8. —

——— **Darstellung der wichtigsten chirurgischen Instrumente.** 16 Taf. Abbildungen mit erläuternd. Texte. Zugleich als Anhang zu Ravoth, Grundriss der Akiurgie, zweite Auflage. gr. 8. 1869. cart. *M* 3. 60

——— **Prolegomena** zur rationellen medicin. Diagnostik u. Semiotik für Kliniker u. Klinicisten. 8. 1851. geh. *M* 1. 60

Ribot, Th., Die Erblichkeit. Eine psychologische Untersuchung ihrer Erscheinungen, Gesetze, Ursachen und Folgen. Deutsch von Dr. med. Otto Hotzen. gr. 8. 1876. geh. *M* 7. — Herabges. Preis *M* 2. 50.

Roser, Prof. Dr. W., Chirurgisch-anatomisches Vademecum für Studierende und Aerzte. Achte, gänzlich umgearbeitete Auflage. Mit 139 Holzschnitten. 8. 1890. geb. in Ganzleinwand. *M* 6. —

Das Vademecum hat den Zweck, zu chirurgisch-anatomischen Übungen am Kadaver anzuleiten. Die Methode, nach welcher der Verfasser in die topographische Anatomie einführt, ist die der Fensterschnitte, welche fast sämtlichen Abbildungen des Büchleins zu Grunde gelegt ist.

Salzburg, Dr. Karl, Über die Behandlung der Epilepsie, insbesondere mit Opium-Brom nach Flechsig. gr. 8. 1894. geh. *M* 1. 20

Sänger, Prof. Dr. Max, Über die allgemeinen Ursachen der Frauenkrankheiten. Ein Versuch zu einer einheitlichen ätiologischen Betrachtung der Erkrankungen des Sexualorgans. Antrittsvorlesung. gr. 8. 1892. geh. *M* 1. 20

Schildbach, Dr. C. H., Orthopädische Klinik. Mittheilungen aus der gymnast.-orthopäd. Heilanstalt zu Leipzig. gr. 8. 1877. geh. *M* 2. —

——— **Die Skoliose.** Anleitung zur Beurtheilung und Behandlung der Rückgratsverkrümmungen für praktische Aerzte. Mit 8 Holzschnitten. gr. 8. 1872. geh. *M* 3. —

——— **Kinderstuben-Gymnastik.** Eine Anleitung zur körperlichen Ausbildung der Kinder in den ersten Lebensjahren. Für Aeltern, Lehrer u. Kindergärtnerinnen. Mit 48 Abbild. 12. 1880. geh. *M* 1. 60

Schlemm, Prof. Dr. Friedrich, Arteriarum capitis superficialium icon nova. Accedunt tabulae duae. gr. Fol. 1830. geh. *M* 4. 50

Schmidt, Dr. E., Professor a. d. Univ. Leipzig, **Anthropologische Methoden.** Anleitung zum Beobachten und Sammeln für Laboratorium und Reise. Mit zahlr. Abbildungen im Text. 8. 1888. geh. *M* 6. —

Schmidt-Mülheim, Dr. Ad., Grundriss der speciellen Physiologie der Haussäugethiere. Für Thierärzte u. Landwirthe. Mit 52 Abbild. im Text. gr. 8. 1879. geh. ℳ 9. —

Spalteholz, Dr. W., Professor a. d. Univ. Leipzig, **Die Vertheilung der Blutgefässe in der Haut.** Mit 3 Abb. im Text und 6 Tafeln. gr. 8. 1893. geh. ℳ 10. —

Stannius, Prof. Dr. Herm., Handbuch der Anatomie der Wirbelthiere. Zweite Auflage. gr. 8. geh. ℳ 12. —

Einzeln:

Erstes Heft: Zootomie der Fische. 1854. geh. ℳ 6. —

Zweites Heft: Zootomie der Amphibien. 1856. geh. ℳ 6. —

Steiner, Prof. Dr. J., Grundriss der Physiologie des Menschen für Studirende und Aerzte. Siebente, verbesserte und vermehrte Auflage. Mit zahlr. Abbildungen. gr. 8. 1894. geh. ℳ 9. — geb. ℳ 10. —

Steiner's Grundriß der Physiologie hat sich durch klare und präzise Darstellungsweise in knapper Form, ohne dabei schematisch zu werden, zahlreiche Freunde erworben, wie die rasch aufeinander folgenden Auflagen beweisen.

——— **Das amerikanische Pfeilgift Curare.** Mit 3 Holzschnitten. gr. 8. 1877. geh. ℳ 1. 60

Steinhaus, Julius (Warschau), **Die Aetiologie der acuten Eiterungen.** Litterarisch-kritische, experimentelle und klinische Studien. *Gekrönte Preisschrift.* gr. 8. 1889. geh. ℳ 6. —

——— **Menstruation und Ovulation** in ihren gegenseitigen Beziehungen. *Gekrönte Preisschrift.* gr. 8. 1890. geh. ℳ 3. 50

Streubel, Prof. Dr. C. W., Ueber die Scheinreductionen bei Hernien u. insbesondere bei eingeklemmten Hernien. gr. 8. 1864. geh. ℳ 4. —

Tigerstedt, Dr. Rob., Professor der Physiologie zu Stockholm, **Lehrbuch der Physiologie des Kreislaufes.** 18 Vorlesungen für Studirende u. Ärzte. Mit 129 Abbild. im Text. gr. 8. 1893. geh. ℳ 16. —

Tillmanns, Dr. Herm., Professor an der Univ. Leipzig, **Lehrbuch der allgemeinen u. speciellen Chirurgie** einschliesslich der modernen Operations- u. Verbandlehre. Zwei Bände. (3 Theile.) Roy.-8. geh. ℳ 47. —

Erster Band. **Lehrbuch der allgemeinen Chirurgie.** Allgemeine Operations- und Verband-Technik. Allgemeine Pathologie und Therapie. Mit 441 Abb. im Text. Dritte, verb. u. vermehrte Aufl. 1893. geh. ℳ 15. —; geb. in Halbfr. ℳ 17. —

Zweiter Band. **Lehrbuch der speciellen Chirurgie.** 2 Theile. Mit 909 Abbildungen im Text. Dritte, verbesserte und vermehrte Auflage. 1894. geh. ℳ 32. —; geb. in Halbfr. ℳ 36. —

Das „Lehrbuch der allgemeinen und speciellen Chirurgie" von *H. Tillmanns* ist infolge seiner allgemein anerkannten Vorzüge, der klaren Darstellungsweise und der reichen Anzahl erläuternder Abbildungen, bei Ärzten und Studierenden zur Zeit das geschätzteste Werk der modernen Chirurgie

Verhandlungen der medicinischen Gesellschaft zu Leipzig. Erster Band. 1863—1864. Lex.-8. 1864. geh. ℳ 8. —

Vierteljahrschrift für Klimatologie mit besonderer Rücksicht auf klimatische Kurorte. In Verbindung mit Prof. Dr. Carl von Sigmund in Wien herausgegeben von Dr. Hermann Reimer. Erster Jahrg. Mit 1 Tafel u. 6 meteorol. Tab. gr. 8. 1876. geh. ℳ 12. —

Voigt, Dr. Wold., o. ö. Professor der Physik an der Univ. Göttingen, **Elementare Mechanik als Einleitung in das Studium der theoretischen Physik.** gr. 8. 1889. geh. ℳ 12. —

Das Werk ist zunächst dazu bestimmt, die Studierenden der Mathematik und Physik in die Grundlehren und Methoden der allgemeinen Mechanik einzuführen. Aber auch dem *Mediziner*, den *Physiologen* u. s. w. wird ein Buch willkommen sein, welches die analytische Mechanik nicht nach ihren mathematischen, sondern nach ihren physikalischen Beziehungen behandelt und nur geringe mathematische Kenntnisse voraussetzt.

Wagner, Prof. Dr. E. L., Die Fettmetamorphose des Herzfleisches in Beziehung zu deren ursächlichen Krankheiten. Lex.-8. 1864. geh. ℳ 3.—

Winckel, Dr. F., Geh. Medicinalrat u. o. ö. Professor an der Universität München, **Lehrbuch der Geburtshülfe einschliesslich der Pathologie und Therapie des Wochenbettes.** Für praktische Ärzte und Studirende. Zweite, verbesserte Auflage. Mit 206 Holzschnitten im Text. gr. 8. 1893. geh. ℳ 22. —; geb. in Halbfr. ℳ 24. —

Wenn schon seither die Winckel'sche Geburtshülfe, wie dies nicht anders zu erwarten war, von Ärzten und Studierenden bei der Wahl unter den zahlreichen Werken gleicher Tendenz *bevorzugt* wurde, so wird dies bei der verbesserten zweiten Auflage *noch viel mehr der Fall sein.* Es ist ein seltener Fall, dass ein ausgezeichneter Kliniker und Lehrer noch Musse findet, in einem Lehrbuch den reichen Schatz seiner Erfahrungen niederzulegen. Daneben giebt der Verfasser auch die Meinungen anderer Forscher und gestaltet durch vollständige Litteraturangaben und Excurse über die geschichtliche Entwickelung der Geburtshülfe sein Werk zu einem *erschöpfenden Lehr-* und *Nachschlagebuch.*

Wooldridge, C. L., Die Gerinnung des Blutes. Nach dem Tode des Verfassers herausgegeben von Dr. M. von Frey. gr. 8. 1891. geh. ℳ 2. —

Zopf, Prof. Dr. W., Zur Morphologie der Spaltpflanzen (Spaltpilze und Spaltalgen). Mit 7 lithogr. Tafeln. gr. 4. 1882. geh. ℳ 10. —

——— **Zur Morphologie und Biologie der niederen Pilzthiere** (Monadinen), zugleich ein Beitrag zur Phytopathologie. Mit 5 lithogr. Tafeln in Farbendruck. gr. 4. 1885. geh. ℳ 9. —

Zweifel, Dr. Paul, Professor a. d. Univ. Leipzig, **Zwei neue Gefrierdurchschnitte Gebärender.** I. Ein Kind, welches nach der Geburt des Kopfes im Geburtskanale stecken blieb. II. Ein Kind nach der Wendung auf den Fuss in der Leiche der Mutter. Mit drei Figuren, zehn lithographischen Tafeln und fünf Stereoskopbildern. Imp.-Folio. 1893. cart. ℳ 28.—

Zeitschriften.

Centralblatt für praktische Augenheilkunde.

Herausgegeben von **Prof. Dr. J. Hirschberg** in **Berlin.**

Preis des Jahrganges (12 Hefte) 12 ℳ; bei Zusendung unter Streifband direkt von der Verlagsbuchhandlung 12 ℳ 80.

Das „*Centralblatt für praktische Augenheilkunde*" vertritt auf das nachdrücklichste alle Interessen des Augenarztes in Wissenschaft, Lehre und Praxis, vermittelt den Zusammenhang mit der allgemeinen Medizin und deren Hilfswissenschaften und giebt jedem praktischen Arzte Gelegenheit, stets auf der Höhe der rüstig fortschreitenden Disziplin sich zu erhalten.

Druck von Metzger & Wittig in Leipzig.

FSC
www.fsc.org
MIX
Papier | Fördert gute Waldnutzung
FSC® C083411

Zeitfracht Medien GmbH
Ferdinand-Jühlke-Straße 7
99095 Erfurt, Deutschland
produktsicherheit@kolibri360.de